国家卫生健康委员会“十四五”规划教材
全国中等卫生职业教育教材
供护理专业用

# 社区护理

第4版

主　编　姜瑞涛

副主编　杨芙蓉

编　者（按姓氏笔画排序）

甘海晖（温州护士学校）
许榅坚（福建闽北卫生学校）
李　芬（九江市卫生学校）
李　娜（牡丹江市卫生学校）
李　梅（贵州护理职业技术学院）
杨芙蓉（珠海市卫生学校）
姜瑞涛（山东省青岛卫生学校）
柴玉艳（山东省青岛第二卫生学校）

人民卫生出版社
·北　京·

图书在版编目（CIP）数据

社区护理 / 姜瑞涛主编. —4 版. —北京：人民卫生出版社，2022.11（2024.10 重印）
ISBN 978-7-117-34038-0

Ⅰ. ①社… Ⅱ. ①姜… Ⅲ. ①社区－护理学－医学院校－教材 Ⅳ. ①R473.2

中国版本图书馆 CIP 数据核字（2022）第 216860 号

| | | |
|---|---|---|
| 人卫智网 | www.ipmph.com | 医学教育、学术、考试、健康，购书智慧智能综合服务平台 |
| 人卫官网 | www.pmph.com | 人卫官方资讯发布平台 |

社区护理
Shequ Huli
第 4 版

主　　编：姜瑞涛
出版发行：人民卫生出版社（中继线 010-59780011）
地　　址：北京市朝阳区潘家园南里 19 号
邮　　编：100021
E - mail：pmph @ pmph.com
购书热线：010-59787592　010-59787584　010-65264830
印　　刷：人卫印务（北京）有限公司
经　　销：新华书店
开　　本：850×1168　1/16　　印张：11
字　　数：234 千字
版　　次：2002 年 7 月第 1 版　　2022 年 11 月第 4 版
印　　次：2024 年 10 月第 4 次印刷
标准书号：ISBN 978-7-117-34038-0
定　　价：42.00 元
**打击盗版举报电话：010-59787491　E-mail：WQ @ pmph.com**
**质量问题联系电话：010-59787234　E-mail：zhiliang @ pmph.com**
**数字融合服务电话：4001118166　E-mail：zengzhi @ pmph.com**

# 修订说明

为服务卫生健康事业高质量发展，满足高素质技术技能人才的培养需求，人民卫生出版社在教育部、国家卫生健康委员会的领导和支持下，按照新修订的《中华人民共和国职业教育法》实施要求，紧紧围绕落实立德树人根本任务，依据最新版《职业教育专业目录》和《中等职业学校专业教学标准》，由全国卫生健康职业教育教学指导委员会指导，经过广泛的调研论证，启动了全国中等卫生职业教育护理、医学检验技术、医学影像技术、康复技术等专业第四轮规划教材修订工作。

第四轮修订坚持以习近平新时代中国特色社会主义思想为指导，全面落实党的二十大精神进教材和《习近平新时代中国特色社会主义思想进课程教材指南》《"党的领导"相关内容进大中小学课程教材指南》等要求，突出育人宗旨、就业导向，强调德技并修、知行合一，注重中高衔接、立体建设。坚持一体化设计，提升信息化水平，精选教材内容，反映课程思政实践成果，落实岗课赛证融通综合育人，体现新知识、新技术、新工艺和新方法。

第四轮教材按照《儿童青少年学习用品近视防控卫生要求》（GB 40070—2021）进行整体设计，纸张、印刷质量以及正文用字、行空等均达到要求，更有利于学生用眼卫生和健康学习。

# 前 言

社区护理是中等卫生职业教育护理专业的一门专业课程，学生通过本课程的学习，要进一步坚定理想信念，培养仁爱之心，树立整体护理和服务于社区人群的理念，掌握社区护理的基本理论、基本知识和基本技能，为毕业后从事社区护理工作以及专业发展奠定坚实的基础。

人民健康是民族昌盛和国家强盛的重要标志，健康中国是支撑中华民族伟大复兴的重要内容，党的二十大报告再次强调把保障人民健康放在优先发展的战略位置，推进健康中国建设，完善人民健康促进政策，把工作重点放在农村和社区。社区护理是社区卫生服务的重要组成部分，在疾病防治和护理、健康维护和促进中发挥着重要作用。随着我国经济社会的发展，人民生活水平的提高，人民群众对健康服务的需求日益增加，社区卫生服务事业蓬勃发展，对社区护理人员提出了更高的要求。为适应这一变化，在全国卫生健康职业教育教学指导委员会指导下，根据《中等职业学校护理专业教学标准》，参考全国卫生专业技术资格考试《护理学专业（中级）考试大纲》《国家基本公共卫生服务规范（第三版）》，在上版教材基础上进行了修订。本教材在内容、体系和结构上有以下特点：

1. 坚持立德树人，融入“课程思政”实践成果。

2. 坚持“三基五性”的教材编写基本原则。

3. 凸显类型教育特征，对接护理专业职业标准，吸纳新知识、新技术、新方法。

4. 专业特色鲜明，内容与岗位需求紧密衔接，培养学生整体护理和服务于人群的理念。

5. 内容的深度、广度与高等卫生职业教育有机衔接。

6. 设置工作情景与任务，激发学生的学习兴趣。

7. 设置知识窗栏目，帮助学生加深理解，拓展知识面。

本教材共分九章，包括绪论、社区护理基本工作方法、环境与健康、社区家庭护理、社区重点人群的健康管理、社区慢性病病人的健康管理、社区严重精神障碍病人的管理、社区传染病病人的健康管理、突发公共卫生事件的报告与处理。

本教材适用于初中毕业起点的三年制护理专业学生使用，亦可作为社区护士岗位培训用书。

本教材在编写过程中，参考和吸收了国内外有关教材和文献中的观点、方法，编写工作得到编者所在单位领导的关心、支持与帮助，在此一并表示衷心的感谢！

由于编者水平和实践经验所限，难免存在不足或欠妥之处，恳请广大师生和社区护理工作者提出宝贵意见，以便逐步完善。

姜瑞涛

2022年11月

# 目　录

# 第一章 | 绪论

01 章 数字资源

学习目标

1. 具有为社区居民健康服务的责任意识。
2. **掌握：**社区的概念、基本构成要素与功能、社区护理的概念与特点。
3. **熟悉：**社区卫生服务的特点、内容与方法、社区护理程序与社区护士的角色。
4. **了解：**社区卫生服务的概念、我国社区卫生服务体系、社区护理的发展、社区护士的职责。
5. 学会运用社区护理程序开展社区护理工作。

为满足人民群众日益增长的健康需求，我国自 1997 年开始发展社区卫生服务，社区护理是社区卫生服务工作的重要组成部分，不仅为患病的个体提供服务，而且为家庭、群体和整个社区提供健康服务。社区护理研究的内容主要包括社区护理基本工作方法、环境与健康、社区家庭护理、社区重点人群的健康管理、社区慢性病病人的健康管理、社区严重精神障碍病人的管理、社区传染病病人的健康管理、突发公共卫生事件的报告与处理等。

## 第一节 社 区

### 一、社区的概念

社区（community）是构成社会的基本单位、宏观社会的缩影，由一定数量的、具有某些共性的人群组成，他们的共性包括共同的地理环境、生活服务设施、文化背景以及生活方式、生活制度以及管理机构等。社区的概念最早由德国社会学家斐迪南·滕尼斯（Ferdinand Tönnies）提出，将其定义为“社区是以家庭为基础的历史共同体，是血缘共同体和地缘共同体的结合。”世界各国的学者根据社区一词在其国家的具体应用，从不同角度、不同的层面来解释社区的内涵。世界卫生组织（WHO）认为：“社区是由共同地域、价值或利益体系所决定的社会群体。其成员之间相互认识，相互沟通及影响，在一定社会结构和范围内产生并表现其社会规范、社会利益、价值观念及社会体系，完成其特定功能。”

20 世纪 30 年代初，我国著名社会学家费孝通将“社区”概念引入，之后社区成为中国社会学的通用术语，根据我国的特点，将其定义为“社区是若干社会群体（家庭、氏族）或社会组织聚集在某一地域里所形成的一个生活上相互关联的大集体。”

知识窗

### 我国“社区”一词的由来

“社区”一词是由我国社会学家费孝通引入的。费孝通在其论文《二十年来之中国社区研究》中说：community 介绍到中国来的时候，那时的译法是“地方社会”，而不是“社区”。当我们翻译滕尼斯的 community 和 society 时，感到 community 不是 society，成了互相矛盾的不解之词。因此，我们感到“地方社会”一词的不恰当。那时，我还在燕京大学读书，大家谈到如何找一个确切的概念。偶然间，我就想到了“社区”这两个字样，最后，大家援用了，就慢慢流行。

## 二、社区的基本构成要素

世界各国对社区的解释和分类不同，但对社区的主要构成要素已基本达成共识，社区的基本构成要素应包括以下方面：

1. 人群　一定数量的人群是社区的主体，是构成社区的第一要素。社区人口的数量并无统一要求。WHO 认为，一个有代表性的社区人口为 10 万～30 万；我国的社区人口一般为 3 万～10 万。

2. 地域　相对共同的地理区域是社区存在和发展的前提，是构成社区的重要条件。社区的地域面积没有统一的标准。WHO 认为，一个有代表性的社区地域面积为 5～50km$^2$；我国城市社区一般指街道办事处、居委会，农村社区一般指乡 / 镇、村。

3. 生活服务设施　基本的生活服务设施不仅是社区人群生存的基本条件，也是联系社区人群的纽带，包括学校、医院、市场、商业网点、娱乐场所、交通设施、通信设备等。

4. 文化背景与生活方式　相对共同的文化背景和生活方式是社区人群相互沟通、联系的基础。

5. 生活制度与管理机构　相应的生活制度与管理机构是维持社区秩序的基本保障，是构成“大集体”的必要条件。

人群和地域是构成社区的最基本要素，生活服务设施、文化背景与生活方式、生活制度与管理机构是社区人群相互联系的纽带。

## 三、社区的功能

从社会学的角度分析，社区具有很多功能，在社区的诸多功能中，与社区卫生服务密切相关的功能包括5个方面。

1. 生产、消费、分配、协调和利用资源　社区居民消费物资，社区内可以从事一定的生产与分配某些资源，以满足居民需要。

2. 社会化　人类的成长是不断社会化的过程，社区将具有不同文化背景与生活方式的居民联系在一起，通过不断的社会化过程，相互影响，逐渐形成了社区特有的风俗习惯、文化特征、价值观念和意识形态。

3. 社会控制　社区通过制订各种规章制度和行为规范约束居民的行为，达到保护社区居民的目的。

4. 社会参与　社区设立各类组织、团体，举办活动，如体育比赛、歌唱比赛等，给居民自由参与和彼此交流的机会，使居民产生归属感、认同感。

5. 相互支援　当社区居民患有疾病或处于困难时，社区团体给予其帮助和支援。社区可根据需要与当地相关部门或相关医疗机构联系，寻求帮助，满足其要求。

# 第二节　社区卫生服务

## 一、社区卫生服务的概念

社区卫生服务（community health service）是指在政府领导、社区参与、上级卫生机构指导下，以基层卫生机构为主体，全科医师为骨干，合理使用卫生资源和技术，以健康为中心，家庭为单位，社区为范围，需求为导向，以妇女、儿童、老年人、慢性病病人、残疾人等为重点，以解决社区主要卫生问题、满足基本卫生服务需求为目的，融合预防、医疗、保健、康复、健康教育及计划生育技术服务等为一体的，有效、经济、方便、综合、连续的基层卫生服务。

## 二、社区卫生服务的特点

社区卫生服务以解决社区主要健康问题，满足基本医疗卫生服务需求，提高居民健康水平和生活质量为目标，具有以下特点：

1. 公益性　社区卫生服务除基本医疗服务外，还提供其他服务，如康复、健康教育等属于公共卫生范围的服务。

2. 主动性　社区卫生服务以主动性服务、上门服务为主要方式，如设立家庭病床、开展家庭访视等，服务于社区居民。

3. 综合性　社区卫生服务为社区居民提供预防、医疗、保健、康复、健康教育以及计划生育技术服务等综合性卫生服务。

4. 连续性　社区卫生服务覆盖全生命周期以及疾病发生、发展的全过程。

5. 可及性　社区卫生服务要考虑社区服务对象卫生服务的可及性，如卫生服务的内容、价格、开设时间与地点等。

6. 协调性　社区卫生服务需要协调、整合和利用社区的整体资源来完成，还需要社区卫生服务中心／站各学科、部门间的协调合作。

## 三、社区卫生服务机构的服务功能

社区卫生服务机构的服务功能可概括为以下6个方面：

1. 社区预防　从个人、家庭、社区3个层次，根据个体、家庭和群体的不同需求，提供全方位、有针对性的三级预防服务。

2. 社区医疗　为社区居民提供有效、经济、方便的基本医疗服务。主要包括①常见病、多发病的诊断和治疗；②急重症、疑难病症病人的紧急救护和转诊；③恢复期病人的继续治疗。

3. 社区保健　为社区重点人群提供健康管理服务。主要包括①孕产妇健康管理；②0～6岁儿童健康管理；③老年人健康管理。

4. 社区康复　充分利用社区资源，组织康复对象及其家属在社区或家庭通过康复训练，以减少、减轻残障。如为慢性病病人、残疾人、老年体弱者提供康复服务。

5. 社区健康教育　通过健康教育促使社区居民自觉采纳有益于健康的行为和生活方式，提高居民的健康素养。

6. 社区计划生育技术指导　主要为社区育龄妇女提供国家人口和计划生育政策宣传、技术咨询和指导等服务。

## 四、社区卫生服务的服务内容

社区卫生服务机构为社区居民提供基本公共卫生服务和基本医疗服务，具体内容有：

### （一）基本公共卫生服务的内容

实施国家基本公共卫生服务项目是促进基本公共卫生服务逐步均等化的重要内容，是我国公共卫生制度建设的重要组成部分。《国家基本公共卫生服务规范（第三版）》（2017）包括以下服务规范：①居民健康档案管理；②健康教育；③预防接种；④0～6岁儿童健康管理；⑤孕产妇健康管理；⑥老年人健康管理；⑦慢性病病人健康管理（高血压、2

型糖尿病)；⑧严重精神障碍病人管理；⑨肺结核病人健康管理；⑩中医药健康管理；⑪传染病及突发公共卫生事件报告和处理；⑫卫生计生监督协管。

### （二）基本医疗服务的内容

社区卫生服务机构提供的基本医疗服务包括 6 个方面：①一般常见病、多发病病人的诊疗、护理和诊断明确的慢性病治疗；②社区现场应急救护；③转诊服务；④家庭医疗服务；⑤疾病恢复期病人的康复医疗服务；⑥政府卫生行政部门批准的其他适宜医疗服务。

## 五、社区卫生服务的服务对象

社区卫生服务面向整个社区，其服务对象为社区全体居民，包括以下 6 类人群：

1. 健康人群　WHO 指出："健康不仅是没有疾病和虚弱现象，而且是一种躯体上、心理上和社会适应方面的完好状态。"健康人群是社区卫生服务的主要对象之一。

2. 亚健康人群　是指那些虽然没有明显的疾病，但呈现出机体活力降低、反应能力减退、适应能力下降的人群。

3. 高危人群　是指明显存在某些健康有害因素的人群，其发生某种疾病的概率明显高于其他人群，包括高危家庭的成员和存在明显健康危险因素的人群。

（1）高危家庭：高危家庭的标志包括①单亲家庭；②有吸毒、酗酒者家庭；③有精神病病人、残疾者、长期重病者家庭；④家庭功能失调濒于崩溃的家庭；⑤受社会歧视的家庭。具有其中一个或多个标志的家庭即为高危家庭。

（2）健康危险因素：指能使疾病或死亡发生的概率增加的因素，或者是能使健康不良后果发生的概率增加的因素。

4. 重点保健人群　指由于各种原因需要在社区得到特殊保健的人群，如儿童、妇女、老年人、康复期病人、残疾人等。

5. 患病人群　主要由居家的患有各种疾病的病人组成，包括常见病、多发病和慢性病病人等。

6. 残疾人群　主要包括居家的因损伤和疾病导致的功能障碍者或先天发育不良者。

## 六、我国社区卫生服务的发展

自中华人民共和国成立以来，在中国共产党的领导下，伴随着我国卫生事业的蓬勃发展，社区卫生服务持续快速发展，经历了萌芽、试点起步和快速发展 3 个阶段。

### （一）萌芽阶段

20 世纪 50 年代，在农村建立了以赤脚医生为支柱的基层医疗卫生服务体系，这个行之有效的服务体系被 WHO 和世界银行誉为"以最少的投入获得了最大的健康收益"的"中国模式"。20 世纪 60 年代，农村合作医疗制度确立，到 1976 年，全国 90% 的农民参加了合作医疗，基本解决了广大农村社会成员看病难的问题，为新中国农村医疗保障事业的发展写下了光辉的一页。WHO 把我国的农村合作医疗称为“开创了发展中国家人口大国较好解决农村卫生问题的典范”。80 年代初期，一些城市的基层医院开创家庭病床服务，或在特定地点开办医疗点，开展流动式医疗服务，以方便当地群众就医。此阶段城市社区卫生服务只是具备一定的雏形，但是，没有形成规模，更没有形成体系，尚未获得政府大力提倡。

### （二）试点起步阶段

80 年代后期，我国开展了全科医学，社区卫生服务也随之进入试点阶段。1997 年 1 月《中共中央国务院关于卫生改革与发展的决定》首次提出在城市开展社区卫生服务，这是我国社区卫生服务的标志性文件。1999 年 7 月卫生部等十部委联合下发了《关于发展城市社区卫生服务的若干意见》，这是我国首个关于社区卫生服务的基础性、规范性文件。

### （三）快速发展阶段

2006 年 2 月《国务院关于发展城市社区卫生服务的指导意见》提出了社区卫生服务的六大功能。由此，我国社区卫生服务进入快速发展阶段。2015 年 11 月国家卫生和计划生育委员会印发了《关于进一步规范社区卫生服务管理和提升服务质量的指导意见》，切实促进了基本医疗卫生服务的公平可及。2016 年 5 月《关于印发推进家庭医生签约服务的指导意见的通知》（国医改办发〔2016〕1 号），旨在促进基层首诊、分级诊疗，为群众提供综合、连续、协同的基本医疗卫生服务。《国家卫生健康委办公厅关于开展社区医院建设试点工作的通知》（国卫办基层函〔2019〕210 号）在河北等 20 个省（自治区、直辖市）开展社区医院建设试点工作。在总结经验的基础上，2020 年 7 月全面推进社区医院建设，基层医疗卫生服务能力不断提升，较好地满足了人民群众的健康需求。

## 第三节　社 区 护 理

**工作情景与任务**

周大爷，65 岁，患高血压 10 余年。1 个月前与家人争吵后，引发脑出血致偏瘫，卧病在床，生活不能自理，主要由其妻李阿姨照顾。李阿姨 60 岁，已退休，身体健康。近 2 周开始出现情绪烦躁、容易失眠等症状。社区护士小李负责周大爷家的健康管理。

**工作任务：**

1. 说出一名合格的社区护士应具备的能力。
2. 说出社区护士小李承担的角色。

## 一、社区护理概述

### （一）社区护理的概念

社区护理（community care）是综合应用护理学和公共卫生学的理论与技术，以社区为基础、以人群为对象、以服务为中心，将医疗、预防、保健、康复、健康教育、计划生育技术指导等融于护理学中，以促进和维护人群健康为最终目的，提供连续性、动态性和综合性的护理服务。

美国护士协会认为社区护理是将护理学与公共卫生学理论相结合，以促进和维护社区人群健康的一门综合学科。社区护理更加强调以健康为中心，不仅关注个人健康，而且重视社区整体人群健康，包括疾病和伤害的预防、健康的恢复，注重提供广泛、持续的护理活动，维护和促进社区健康、预防疾病、减少残障，实现提高社区人群生活质量的最终目标。

### （二）社区护理的特点

社区护理除具有护理学、公共卫生学某些特点外，还突出表现在以下6个方面：

1. 以维护和促进健康为中心　社区护理的主要目标是维护和促进社区人群的健康，保护其免受有害因素的影响。对可能发生的健康问题加以防治，或者早发现以降低其可能造成的伤残，预防并发症的发生和急性恶化，使慢性病处于稳定状态，并逐渐恢复。

2. 服务对象的广泛性　社区护理的服务对象是社区整个人群，包括健康人群、亚健康人群、慢性病病人、残疾人和临终病人。

3. 服务内容的综合性　社区护理的服务内容涉及健康人群的保健、亚健康及高危人群的疾病预防、病人的健康管理、临终关怀等。

4. 高度自主性　社区护理的实施须经常深入居民家中和/或相关单位，护理问题的发现和解决更多地需要社区护士独立完成，依靠社区护士自身的能力。

5. 服务的长期性　社区护理的服务对象是辖区内的居民，须为他们提供从出生到去世的全生命周期的健康护理，与服务对象建立长期的服务关系。

6. 需要密切协作　社区护理的内容与对象决定社区护士要与各部门通力协作，既要与卫生保健人员密切合作，又要与社区居民或管理人员密切协作。

### （三）社区护理的工作范围

社区护理的工作范围非常广泛，概括起来主要有以下6个方面：

1. 社区保健服务　指向社区各类人群提供不同年龄段的身心保健服务，其重点服务人群是儿童、妇女和老年人。

2. 社区慢性病病人的管理　为明确诊断的社区高血压、2型糖尿病及严重精神障碍病人提供健康管理服务，以减少疾病复发，改善健康状况，提高生活质量。

3. 社区转诊服务　将限于设备或者技术条件不能诊治的病人转入上级医疗机构，以得到及时、有效地诊治;待病情好转稳定后,再转回社区卫生服务机构,进行后续的治疗、康复或护理。

4. 社区临终服务　指向社区的临终病人及其家属提供他们所需要的身心服务,帮助病人走完人生的最后阶段,同时减少对家庭其他成员的影响。

5. 社区健康教育　指以维护和促进居民健康为目标,向社区居民提供有计划、有组织、有评价的健康教育活动,提高居民的健康意识,养成健康的行为和生活方式,提高其健康水平。

6. 社区康复服务　指向社区残障者提供康复护理服务,帮助他们改善健康状况,恢复功能。

## 二、社区护理的发展过程

社区护理起源于西方国家,追溯其发展的历史,可将其发展过程划分为家庭护理阶段、地段护理阶段、公共卫生护理阶段和社区护理 4 个阶段。

1. 家庭护理阶段(公元元年—1859 年)　社区护理早期发展多与宗教及慈善事业有关。19 世纪中期以前,由于卫生服务资源匮乏、医疗水平所限以及护理专业的空白,多数病人在家休养,由家庭主妇看护、照顾。这些家庭主妇绝大多数既没有文化,也未受过任何看护训练,只能给予病人一些基本的生活照顾。正是这种简单、基础的家庭护理为早期护理和社区护理的诞生奠定了基础。1669 年法国天主教神父圣文森·保罗(St.Vincent De Paul)在巴黎成立了"慈善姊妹社",为贫困人员与病人提供服务,这就是社区护理的雏形。

2. 地段护理阶段(1859—1900 年)　19 世纪中期到 19 世纪末期的 50 年间,英国、美国为了使贫困交加的人群能享受到基本的护理服务、改善贫困人群的健康状况,陆续开设了地段护理服务。地段护理主要侧重于对居家贫困病人的护理,包括指导家属对病人进行护理。从事地段护理的人员多数为志愿者,少数为护士。1859 年英国企业家威廉·勒斯朋(William Rathbone)的妻子患慢性病长期卧床,得到地段护士玛丽·罗宾森(Mary Robison)精心护理后康复,他深深体会到患病在家得到护理的重要性,在利物浦市成立了第一个地段护理机构。

3. 公共卫生护理阶段(1900—1970 年)　19 世纪末期到 20 世纪 70 年代,地段护理的服务对象由贫困病人个体扩大到家庭、群体,服务内容由单纯的医疗护理扩展到预防保健服务。从事公共卫生护理的人员多数为公共卫生护士,少数为志愿者。1893 年美国的丽黎安·伍德(Lilian Wald)在纽约亨利街开设了护理中心,向居民提供居家护理以及各种公共卫生护理服务,被称为现代公共卫生护理的开创人。

4. 社区护理阶段(1970 年至今)　自 20 世纪 70 年代,世界各国越来越多的护士以社区为范围,以健康促进、疾病防治为目标,提供医疗护理和公共卫生护理服务。自 70 年代中期,美国护士协会将这种融合医疗护理和公共卫生护理为一体的服务称为社区护理,将从事社区护理的人员称为社区护士。1970年美国露丝·伊斯曼首次提出“社区护理”一词，以区别于公共卫生护理。1978年WHO给予肯定并加以补充，要求社区护理成为社区居民“可接近的、可接受的、可负担得起”的卫生服务。从此，社区护理以不同的方式在世界各国迅速发展起来。

## 三、社区护士的角色

在社区卫生服务工作中，需要社区护士灵活运用自己的知识和技能，履行职责、完成任务，社区护士承担着多种角色。

1. 直接照顾者　向社区患病人群提供基础护理技术服务，如注射、给药、生活照顾等。

2. 健康教育者与咨询者　向社区居民提供各种教育指导服务，包括健康人群教育、患病人群教育、病人家属的指导，向社区居民提供有关卫生保健以及疾病防治咨询服务，解答居民的疑问和难题。

3. 协调者与合作者　社区护士须协调社区内各类人群的关系，使工作人员协同合作，充分利用社区资源，保证社区护理工作的顺利开展，提供高质量的护理服务。

4. 社区居民的代言者　积极向上级部门反映与社区有关的卫生保健方面的需求以及健康促进政策方面的建议和意见，促进社区健康。

5. 倡导者与管理者　社区护士应积极倡导、设计、组织各种有益于健康促进和健康维护的活动；监督管理社区健康教育活动、慢性病的健康管理、社区居民健康档案的管理等。

6. 研究者　社区护士在向社区居民提供各种卫生健康服务的过程中，应注意观察、探讨、研究与护理以及社区护理相关的问题，并将研究成果应用到实践中，为护理学科的发展和社区护理的不断完善，贡献力量。

## 四、社区护士的能力要求

1. 人际交往、沟通能力　社区护理工作既需要其合作者的支持、协助，又需要护理对象的理解和配合。合作者和护理对象具有不同的年龄、家庭、文化以及社会背景，因而社区护士必须具有社会学、心理学以及人际沟通技巧方面的知识，才能更好地开展工作。

2. 综合护理能力　主要包括各专科护理技能、中西医结合护理技能。社区护士只有具备综合护理能力，才能满足社区居民的健康需求。

3. 独立判断、解决问题能力　社区护士经常处于独立工作状态，需要独立进行各种护理操作、开展健康教育、进行咨询或指导。独立判断、解决问题能力或应变能力对于社区护理人员非常重要。

4. 预见能力　预见能力主要应用于预防性的服务，而预防性服务是社区护士的主要工作之一。社区护士应该有能力预见治疗、护理中可能发生的变化，提前采取措施，也应该有能力预见可能会发生的健康问题。

5. 组织、管理能力　社区护士不仅要向社区居民提供直接的护理服务，还要调动社区的一切积极因素，开展各种形式的健康促进活动，这就需要具备一定的组织、管理能力。

6. 收集信息和处理信息的能力　掌握统计学基本知识以及统计资料的收集、整理与分析方法，为相关健康研究提供可靠依据。

7. 应对社区急性事件的基本能力　能够及时、敏锐地发现病人的病情变化，进行分析和判断，沉着应对，果断配合抢救和护理的能力。

8. 不断获取与本专业发展有关的新知识，培养促进自身与专业发展的能力。

9. 自我防护能力　包括法律的自我防护和人身的自我防护两个方面。首先，工作中要严格执行各项规章制度。不仅要完整记录病人的病情，还要在提供一些医疗护理服务前，与病人或家属签订有关协议，作为法律依据。其次，在非医疗机构场所提供护理服务时，要提高自身安全防护意识。

**本章小结**

本章的学习重点是社区的概念、基本构成要素以及功能，社区卫生服务的概念、服务对象，社区护理的概念，社区护士的角色及能力要求。学习的难点是社区的功能、社区护士的角色及能力要求。学习过程中，要注意比较社区卫生服务与社区护理的特点，比较社区护理发展4个阶段的护理对象、护理类型、护理内容。

（姜瑞涛）

## 思考题

1. 简述社区护理的特点和工作范围。

2. 列表比较社区护理发展的4个阶段。

3. 一位车祸病人到社区卫生服务中心就诊，护士小王为其查体：T 36.5℃，P 112次/min，R 30次/min，BP 90/60mmHg，口唇轻度发绀，触诊腹部有明显压痛，肝脾未触及异常。小王给予病人氧气吸入、建立静脉输液通道后，马上联系救护车转送至上级医院就诊。请问：

（1）社区护士小王承担的角色有哪些？

（2）为胜任社区护士岗位，小王应具备哪些能力？

# 第二章　社区护理基本工作方法

学习目标

1. 具有关注社区整体健康的理念、严谨的工作态度。
2. **掌握**:社区护理的评估内容;社区健康教育的步骤;居民健康档案的管理服务要求;常用的统计学指标以及预防接种服务内容。
3. **熟悉**:社区护理计划、社区护理实施、健康教育及社区健康教育的概念、居民健康档案管理服务流程以及工作指标。
4. **了解**:社区护理诊断与护理评价;建立居民健康档案的目的和服务内容;流行病学的基本概念及研究方法;预防接种服务要求以及工作指标。
5. 学会运用社区护理程序开展社区护理工作。

## 第一节　社区护理程序

工作情景与任务

某社区居民的高血压、糖尿病及肿瘤等慢性病发病率均高于其他社区,且呈逐年上升趋势。该社区居民预防保健意识淡薄,不愿意接受健康教育,普遍文化程度偏低,经济收入少,公共配套设施不完备。

**工作任务:**

1. 作出社区护理诊断。
2. 为该社区制订一份社区护理计划。

社区护理程序是护理程序在社区护理中的应用,是社区护士为增进和恢复社区中的个人、家庭及群体的健康而进行的一系列有目的、有计划的护理活动，包括社区护理评估、社区护理诊断、社区护理计划、社区护理实施和社区护理评价 5 个步骤，是一个综合的、动态的、具有决策和反馈功能的过程。

## 一、社区护理评估

社区护理评估是社区护理程序的第一个步骤，是社区护理工作的基础，是社区护士收集、记录相关资料，并加以核实、整理、分析的过程。

### （一）收集资料

主要包括社区评估资料、家庭评估资料和个人评估资料。

1. 社区评估资料　是社区护理评估的最基本内容，主要从社区的地理环境特征、人口群体特征、社会服务系统 3 个方面收集资料。

（1）地理环境特征：社区所处的特定地理环境对社区人群的健康状况有直接或间接的影响，这些影响因素包括社区的地理位置、面积、气候、交通、自然和人文环境等。

（2）人口群体特征：包括人口基本情况、人口健康状况、人口健康行为。

1）人口基本情况：包括人口数量和密度、人口构成、人口增长趋势与流动率。

2）人口健康状况：主要包括辖区居民的平均寿命、主要健康问题、罹患疾病原因、残障率、死亡率、主要疾病谱、高危人群数、职业健康等，均可反映出该社区居民身体素质及整体健康水平。

3）人口健康行为：指社区居民为了增强体质和维持身心健康而进行的各种活动。评估时应收集、了解其饮食习惯、饮酒率、吸烟率、疾病预防和治疗行为、意外事故发生后的自救行为、有无与健康相关的迷信或习俗等。

（3）社会服务系统：一个健康、完善的社区，应具备卫生保健、经济、政治、教育、福利、娱乐、交通与安全、通信、宗教等九大社会系统。因此，在开展社区护理评估时，须检视这些社会系统是否健全，能否满足社区居民的正常需求。

1）卫生保健系统：是社区服务系统评估中最重要的一项评估内容。包括社区健康服务机构的数量、类型、位置、分布情形、交通便利情况、服务范围及时间、经费来源、收费情况、设备情况、医护人员的数量和技术水平等。

2）经济系统：主要包括社区的经济发展水平与社区居民的经济状况 2 个方面。社区的经济发展水平决定了社区对居民卫生保健服务的资金投入能力，而社区居民的经济状况直接影响其健康需求和健康行为。

3）政治系统：主要包括社区政治环境、政权架构和政治生态等，社区护士须评估政府对民众健康的重视程度、对卫生保健工作的相关政策和支持力度等。

4）教育系统：主要包括社区居民的文化教育程度及构成比例，社区内幼儿园、小学、中学等教育机构的数量、分布、师资情况、教育经费投入、适龄人口上学率、学校健康保健系统及利用情况、居民对教育体系的接受度和满意度等。

5）福利系统：主要包括托儿所、养老院、家政服务公司、社区活动中心等福利机构的分布及利用率，社区护士应了解政府所提供的福利政策及申请条件，以及居民的接受度和满意度等。

6）娱乐系统：包括社区内娱乐设施的种类、数量及可利用的程度等，娱乐系统对社区居民的生活和健康也有较大的影响。

7）交通与安全系统：包括社区内的交通便利情况，特别是前往医疗保健机构是否方便快捷，是否为残障人士设置了无障碍通道，有无道路标志不清、人车混杂、交通混乱的情况。

8）通信系统：包括社区居民获取信息的途径（如电视、收音机、报纸杂志、网络、公告栏等）、分布及利用情况、通信功能是否完善等。

9）宗教系统：主要指社区居民的宗教信仰情况。宗教信仰与社区居民的生活方式、价值观、健康行为有密切关系，甚至影响罹患率和病死率。

2. 家庭评估资料　家庭是构成社区的基本单位，家庭情况对社区居民健康有很大影响。家庭评估资料的收集详见第四章第二节家庭健康评估。

3. 个人评估资料　主要包括生理与心理精神状况、疾病预后状况、自理能力的影响程度及患病带来的经济负担等。

### （二）整理与分析资料

通过整理与分析资料发现社区存在的健康问题及其影响因素，暴露出社区个体、家庭和人群对护理服务的需求，为社区护理诊断做好充分的准备，其步骤包括资料分类、整理、复核、分析、总结、与标准数据比较、报告评估结果等。

## 二、社区护理诊断

社区护理诊断是以社区护理评估为基础，对个人、家庭及社区现存或潜在的健康或不健康的问题，以及与其相关原因的判断和陈述。

### （一）护理诊断的组成

1. 名称　即对护理对象健康状况的描述，有 4 种类型：现存问题、高危问题、良好健康状态和医护合作性问题。

2. 诊断依据　包括主要依据和次要依据。主要依据是指证实护理诊断成立的症状和体征，次要依据是可能出现的症状和体征。

3. 相关因素　导致问题发生或影响问题发展的某些原因，用“与……有关”加以描述。

### （二）护理诊断的陈述

通常采用 PSE 方式陈述。P（problem）即护理问题，是对护理对象健康状况简洁、清楚的描述；S(sign/symptom)即体征或症状；E(etiology)即病因，是与护理问题有关的生理、心理、社会、精神、环境等因素。完整的社区护理诊断应采用三段式陈述法，即P、S、E 3方面均予以陈述，但在实际工作中，有的诊断不一定3个要素都陈述，如只采用二段式陈述法（多针对尚未发生，但可能发生的护理问题，只陈述P和S，或只陈述S和E）或一段式陈述法（多用于健康的护理诊断，只陈述P）。举例如下：

1. 三段式陈述法

P：社区中老年人哮喘疾病多发。

S：中老年人哮喘发生率达3%。

E：与空气污染、吸烟等有关。

2. 二段式陈述法

P：社区老年人缺乏照顾。

E：与空巢老人较多、养老机构缺乏有关。

3. 一段式陈述法

P：社区儿童营养状况良好。

### （三）护理诊断的排序

当出现多个社区护理诊断时，应根据问题的重要性、紧迫性进行排序。遵循的原则通常用默克（Muecke）提出的8个排序标准：①社区对问题的了解；②居民对问题解决的动机；③问题的严重程度；④可利用的资源；⑤预防的效果；⑥护士解决问题的能力；⑦健康政策与目标；⑧解决问题的持续性与快速效果。社区护士应对每个社区护理诊断进行评分（每项可设置0～4分或1～10分的分值标准），然后根据总分高低来决定优先处理的顺序。

## 三、社区护理计划

社区护理计划是社区护士根据确定的社区健康问题，制订相应的活动目标和具体实施方案的过程，其目的是明确护理目标、确定护理要点、提供评价标准、制订实施方案。

1. 确定社区护理目标　一般分为近期目标和远期目标。近期目标是在较短时间内可以实现的具体目标，是实现远期目标所要达到的阶段性结果；远期目标是需较长时间才能实现的总目标，是实施计划后应达到的理想结果。与远期目标相比，近期目标应明确、具体、有针对性，可以观察和测量。目标的制订要做到SMART（specific，measurable，attainable，relevant，timely），即特定的、可测量的、可达到的、相关的、有时间期限的，以便于护理计划的落实和护理评价的实施。

2. 制订社区护理实施计划　社区护理实施计划是社区护士为帮助护理对象达到预定目标所采取的具体方法。制订实施计划时，应先确定目标人群、可利用的资源、社区护理计划实施小组、最佳干预策略和方法等，然后在反复评价和修改的基础上制订。具体步骤包括选择合适的社区护理措施、为社区护理措施排序、确定所需资源与来源、记录社区护理计划、评价和修改社区护理计划。

3. 制订社区护理评价计划　制订评价计划时，可参照 4W1H 原则，即社区护理计划应明确参与者（who）、参与者的任务（what）、执行时间（when）、执行地点（where）以及执行方法（how）。

## 四、实施社区护理计划

实施社区护理计划是社区护士将制订好的社区护理计划付诸实施的过程。实施时要注意：

1. 社区动员　计划实施前须在社区进行广泛发动与宣传，以取得社区领导和居民的支持和参与。

2. 明确资源　计划实施前，社区护士要再次确认所需资源是否已到位。

3. 分工协作　计划实施时，通常需要团队的合作，社区护士应做到分工明确、责任到人，还要注意部门间的统筹协调，确保计划得以实施。

4. 及时调整　计划实施过程中可能出现一些意外情况，社区护士应适时调整、修改和完善社区护理计划，确保计划实施效果。

5. 如实记录　社区护士应对计划实施的全过程如实记录，包括计划执行的情况、护理对象的反应、护理效果以及产生的新需求等，体现护理的动态性与连续性。记录格式常采用 PIO（problem intervention outcome）格式，即“问题 + 护理措施 + 结果”格式。

## 五、社区护理评价

社区护理评价是社区护理程序中的最后一个步骤，是对实施护理措施后的情况以及是否达到护理目标予以评价的过程，是总结经验、吸取教训、改进和修正计划的系统化过程。

1. 过程评价　是计划实施过程中的阶段性评价。评价的目的是及时反馈信息，纠正过程偏差，不断修改和完善计划，以确保计划顺利完成。

2. 结果评价　是对社区护理目标实现情况的评价，即将实施后的效果与预定目标进行比较。若护理目标完全实现，说明护理措施有效，可以继续实施或终止；若目标部分实现或未实现，应认真分析原因，并重新评估，从而形成社区护理程序新循环。

# 第二节　社区健康教育

工作情景与任务

某社区卫生服务中心护士小李在调查中发现，本社区老年糖尿病病人较之前明显增多，以2型糖尿病为主，小李及时汇报了相关情况，社区卫生服务中心决定对社区开展糖尿病知识健康教育。

**工作任务：**

1. 制订社区的糖尿病健康教育计划。
2. 对健康教育的效果进行评价。

## 一、健康概述

### （一）健康的概念

随着时代的变迁、社会的发展、医学模式的转变，人们对健康（health）的认识也在不断地提高与完善。《世界卫生组织宪章》（WHO）中指出健康是一种生理、心理和社会适应都臻完满的状态，而不仅仅是没有疾病和虚弱的状态。1978年国际初级卫生保健大会发表的《阿拉木图宣言》中对“健康”描述为健康不仅是疾病与体弱的匿迹，而是身心健康、社会幸福的完美状态，把健康与生物的、心理的、社会的关系紧密联系在一起。1990年WHO对健康的阐述是在躯体健康、心理健康、社会适应良好和道德健康4个方面皆健全。

### （二）影响健康的因素

健康受多种因素的影响，WHO的全球调查表明，对于人的健康和寿命，行为和生活方式因素起主导作用，占60%；环境因素次之，占17%；生物学因素占15%；卫生服务因素占8%。

1. 行为和生活方式因素　是影响健康的最主要因素。良好的行为和生活方式对健康有利，如作息规律、膳食平衡、适度锻炼等。不良行为和生活方式对健康有害，如吸烟、酗酒、赌博、沉迷于电子产品、缺乏锻炼等。

2. 环境因素　包括自然环境因素与社会环境因素。自然环境因素是指人们在日常生活、生产过程中，遇到的对健康有影响的各种物理因素、化学因素、生物因素的总和。社会环境因素包括政治制度、经济水平、文化教育、人口状况、科技发展等方面。

3. 生物学因素　包括年龄、性别、遗传、免疫等因素。某些遗传或非遗传的内在缺陷、变异可导致人体发育畸形、内分泌失调和免疫功能异常等。还包括心理异常，如抑郁、焦虑、恐惧等可引起呼吸、消化、内分泌等器官的功能失调并引发多种身心疾病。

4. 卫生服务因素　一个国家的卫生服务范围、内容与质量以及医疗卫生条件，直接关系到人的生老病死及由此产生的一系列健康问题。

### （三）疾病的三级预防策略

疾病的三级预防是以人群为对象，以健康为目标，以消除影响健康的危险因素为主要内容，以促进健康、保护健康、恢复健康为目的的公共卫生策略与措施。

1. 一级预防　又称病因预防，主要是疾病尚未发生时针对致病因素或危险因素采取措施，也是预防疾病和消灭疾病的根本措施。一级预防是最积极、最有效的预防措施。主要措施包括：

（1）改善环境：保护环境，防止环境污染，是一级预防的首要任务，是预防疾病的根本措施之一。

（2）增进健康：加强健康教育，提高公民自我保健意识，采取各种措施以控制、消灭健康危险因素，改善生产及生活环境，消除病因，培养良好的行为和生活方式，是一级预防的核心。

（3）特殊保护：实施计划免疫，提高人群免疫水平；做好计划生育工作，进行婚前咨询、指导和体格检查，减少和避免遗传性疾病的发生；做好地方病的预防、控制和监测；做好妇女、儿童、老年人保健工作。

2. 二级预防　又称临床前期预防，指在疾病的临床前期做好早期发现、早期诊断、早期治疗的“三早”预防措施。在不能完全实现一级预防或一级预防失效后，二级预防是重要的弥补措施。

（1）早期发现：即通过普查、筛查、定期健康检查、群众自我检查、高危人群的重点项目检查或设立专科门诊等方法，尽可能早期发现病人。

（2）早期诊断：在早期发现的基础上，通过提高医务人员的诊断水平，采用先进、灵活、有效的诊断技术和方法，对疾病尽早明确诊断。

（3）早期治疗：疾病一经确诊，应及时治疗，通过早期用药，合理治疗，预防或延缓并发症的发生，争取早日恢复健康。

3. 三级预防　又称临床预防，指对已患病的病人采取及时、有效的治疗措施。临床预防的目的在于防止疾病恶化、促进康复，防止病残、降低死亡率，保存病人的生存能力和自我照顾能力，力求病而不残，残而不废。

（1）防止疾病恶化：根据病人病情采取有效的治疗措施，缓解病情，防止病情加重或恶化。

（2）促进康复：对慢性病病人进行健康教育，鼓励病人养成良好的行为和生活方式，达成延缓并发症发生、提高生活质量的目标。

（3）防止病残：对已丧失劳动能力或残疾者，通过医疗康复，尽量恢复或保留其功能，做到病而不残、残而不废。

（4）降低死亡率：针对病人病情，选择有效的治疗方案，尽量减少病人痛苦，降低病死率,延长寿命。

## 二、社区健康教育概述

### （一）相关概念

1. 健康教育（health education） 通过有计划、有系统、有组织的社会或教育活动,帮助个人和群体掌握卫生保健知识,树立健康观念,自觉地采纳有益于健康的行为和生活方式,消除或减轻影响健康的危险因素,从而达到最佳健康状态。

2. 社区健康教育（community health education） 以社区为基本单位,以社区人群为教育对象,以促进社区居民健康为目标,开展的有目的、有计划、有组织、有评价的健康教育活动。

### （二）社区健康教育的对象

健康教育的对象不同,其教育的侧重点也不同。为使健康教育内容更具有针对性,可将社区人群分为健康人群、高危人群、患病人群、病人家属及照顾者。

1. 健康人群 是社区中所占比例最大、最缺乏健康教育需求的人群,这部分人群通常认为疾病离自己比较遥远,对健康教育持排斥态度。对这类人群的健康教育,主要侧重于保健知识的教育,如良好生活方式的养成,定期体检和健康评估等,提高其对常见疾病的预防意识,帮助他们远离疾病,增进健康,提高生活质量。

2. 高危人群 指那些目前尚健康,但本身存在某些致病的生物因素或不良行为与生活方式的人群。这类人群中,有些人对疾病过于恐惧,对某种家族史过分焦虑;有些人则对自己的不良行为与生活方式不以为然。对高危人群的健康教育,应侧重于预防性健康教育,帮助他们了解疾病相关知识,掌握自我保健的技能,学习疾病的早期自我监测,纠正不良行为和生活方式,消除患病隐患。

3. 患病人群 临床期、康复期、残障期病人对健康教育比较感兴趣,对这类人群的健康教育应侧重于医疗、康复知识的教育,以帮助他们积极配合治疗,自觉开展康复训练,从而减少残障发生、促进康复。对于临终病人,应帮助他们正确对待离世,平静、安详地度过人生的最后旅程。

4. 病人家属及照顾者 这类人群与病人的接触时间最长,往往因长期护理而产生心理和躯体上的疲惫、甚至厌倦,他们的言行对病人的身心健康起着十分重要的作用。对这类人群的健康教育应侧重于疾病相关知识、自我监测技能及家庭护理技能的教育。

### （三）社区健康教育的方法

1. 语言教育法 是通过面对面的口头交流,有技巧地讲解健康教育的知识,是健康教育最基本、最主要的方式,包括口头交谈、健康咨询、专题讲座、小组座谈、报告、演讲等。

2. 文字教育法 是以文字或图片为工具,将健康教育知识制作成报纸、宣传卡片或卫生手册等,用简明、生动、形象的文字使社区居民更易接受和掌握,从而达到健康教育的目的。

3. 形象化教育法　是以各种形式的作品直接作用于人的视觉器官，直观性、真实性强，身临其境，印象深刻，从而加强健康教育的效果，包括图片、标本、模型、演示等。

4. 视听教育法　是利用广播、电视、电影等大众性传媒手段，以及投影、VCD、录像带等电化教育手段，开展健康教育工作，方法先进，操作简便。

5. 网络教育法　指通过网络社交平台将健康教育内容传递给教育对象的方法。通过文字、声音、图像方式交流，信息量大，资源丰富，传播速度快，教育效果好。

### （四）健康相关行为改变理论

健康教育理论和模式是健康教育活动的行动指南，对指导社区健康教育具有非常重要的意义。目前，应用较多的理论和模式是知信行模式和健康信念模式。

1. 知信行模式　是改变人类健康相关行为的模式之一，知识与行为有着重要的联系，但不完全是因果关系，一个人的行为与知识、价值观和信念有关，更与长期的生活环境有关。它将人类行为的改变分为获取知识、形成信念及改变行为 3 个连续的过程。

知信行模式认为："信息→知→信→行→增进健康" 形成过程中，知识和学习是基础，信念和态度是动力；产生促进健康、消除危害健康行为等行为改变的过程是目标，但知识转变成行为需要外部条件，健康教育就是促成转变的重要条件。

从认知到行为改变，要经过一个非常复杂的过程：信息传播→觉察信息→引起兴趣→感到需要→认真思考→相信信息→产生动机→尝试行为态度坚决→动力定型→行为确立。首先必须以健康知识为基础，以信念为动力，对知识进行积极思考，并有强烈的责任感，才可能逐步形成信念。当知识上升为信念，就有可能采取积极的态度去转变行为。

以吸烟为例，健康教育工作者通过多种方法和途径把吸烟有害健康、吸烟引发的疾病以及与吸烟有关的死亡数字等知识传授给群众；群众接受知识，通过思考，加强了保护自己和他人健康的责任，在头脑中形成信念；在信念支配下，改变不良的吸烟习惯，逐步建立起不吸烟的健康行为模式。

2. 健康信念模式　是运用社会心理方法解释健康相关行为的理论模式。该模式认为：人们要采取某种促进健康行为或戒除某种危害健康行为，必须具备以下 3 方面的认识：

（1）认识到某种疾病或危险因素的威胁及严重性。

（2）认识到采取某种行为或戒除某种行为的益处及困难。

（3）对自身采取或放弃某种行为能力的自信，也称效能期待或自我效能。

## 三、社区健康教育的步骤

社区健康教育是有目的、有计划、有组织的教育干预活动，其基本步骤与社区护理程序相似，分为社区健康教育的评估、社区健康教育目标的确定、社区健康教育计划的制订、社区健康教育计划的实施以及社区健康教育效果的评价。

### （一）社区健康教育的评估

社区健康教育评估是社区健康教育者通过各种方式收集有关教育对象的资料，了解教育对象对健康教育的需求，为开展健康教育提供依据。在实际评估中，可以从以下 6 个方面收集有关教育对象的资料：

1. 生理状况　包括身体状况及生物遗传因素。

2. 心理状况　包括学习的愿望、态度及心理压力等。

3. 生活方式　包括饮食、睡眠、性生活、锻炼、吸烟、酗酒等生活习惯。

4. 学习能力　包括文化程度、学习经历、学习特点及学习方式等。

5. 生活、学习及社会环境　包括职业、经济收入、住房状况、交通设施、学习条件及自然环境等。

6. 医疗卫生服务　包括医疗卫生机构的地理位置及社区居民享受基本医疗卫生服务的状况。

### （二）社区健康教育的诊断

社区健康教育诊断是指社区健康教育者或社区护士根据已收集的资料，进行分析，从而确定教育对象现存或潜在的健康问题及相关因素。社区健康教育诊断包括以下 6 个步骤：

1. 列出教育对象现存或潜在的健康问题　教育者应根据收集的资料，找出教育对象现存的和可能出现的健康问题。

2. 选出可通过健康教育解决或改善的健康问题　教育者在列出的所有健康问题中，排除由生物遗传因素所导致的健康问题，从而挑选出由行为因素导致的、可通过健康教育改善的健康问题。

3. 分析健康问题对教育对象健康所构成的威胁程度　教育者将挑选出的健康问题按其严重程度加以排列。

4. 分析开展健康教育所具备的能力及资源　教育者对本身及社区内所具备开展健康教育的各种人力、物力资源及能力进行分析，从而决定所能开展的健康教育项目。

5. 找出与健康问题相关的因素　包括行为因素、环境因素和促进教育对象改变行为的相关因素，教育者应对教育对象及其所处的环境进行认真分析从而找出与健康问题相关的行为、环境和促进教育对象改变行为的相关因素。

6. 确定健康教育的首选问题　教育者根据以上分析，最后确定健康教育的首选问题。

### （三）社区健康教育计划的制订

社区健康教育计划是一个多方合作、合理利用资源、充分展现健康教育干预行动路径的活动方案，因此，在制订社区健康教育计划时，社区护士应与其他社区卫生服务人员、社区基层组织领导及教育对象共同磋商制订。

1. 制订计划的要求

（1）多方参与：积极动员社区政府、各行各业、群众组织和居民代表，全程参与健康教育计划的制订，是保障计划得以顺利实施，目标得以成功实现的重要前提。

（2）目标明确：目标是行动的指南。每一项健康教育计划的设计，都必须要有明确的目的和阶段性的目标，以确保健康教育活动能始终朝着既定的方向发展。

（3）结合实际：社区健康教育计划的制订，必须以社区的人力、物力、财力资源为基础，根据主要健康问题，结合当地的社会文化习俗、传统观念及居民的思想和兴趣，因地制宜，方能具有可行性。

（4）重点突出：社区健康教育计划切忌面面俱到、包罗万象，要力求重点突出，集中有限资源，解决影响面广、危害性大、居民最关心的问题，以提高计划的针对性。

（5）留有余地：计划是面向未来的，而未来的情况总是千变万化的，因此在制订社区健康教育计划时，要尽可能预见到实施过程中可能遇到的情况，给计划留有余地，并事先拟定好应对策略，使计划具有一定的弹性。

2. 确定计划目标

（1）确定目标：目标是健康教育计划活动的总方向，即计划执行后，预期要达到的理想结果。目标通常比较宏观、笼统、长远，它只能给整个计划提供一个总体上的要求或努力方向。如通过本项目计划的实施，使社区内肥胖人数减少，与肥胖有关的慢性病发病率得到控制，从而提高社区中老年人的健康水平。

（2）制订指标：指标是具体的目标，是健康教育计划所要达到的直接结果，应该具体、明确、可测量、可达成。对指标的陈述一般包含 6 个要素，即对谁（who）、什么变化（what）、多长时间（when）、在什么范围实现这种变化（where）、变化程度多大（how much）、如何测量这种变化（how to measure）。通常，一项健康教育计划的测量指标分为 3 个方面，即教育指标、行为指标和健康指标。①教育指标：是指健康教育计划实施后，目标人群在知识、技能、态度和信念等方面发生的变化，是反映近期干预效果的指标。例如，执行本计划 1 年后，社区内 40 岁以上居民高血压防治知识的知晓率由目前的 10% 上升到 50%。②行为指标：是健康教育计划实施后，目标人群不良行为的改变率和健康行为的形成率，是反映计划中期效果的指标。例如，本计划执行 3 年后，社区内 18 岁以上男性居民吸烟率下降 10%。③健康指标：是健康教育计划实施后，反映目标人群健康状况改善的生理学和心理学指标。例如，干预 5 年后，社区高血压、脑卒中的发病率降低，健康水平和生活质量提高，平均期望寿命延长等。

3. 确定干预策略

（1）确定目标人群：目标人群是指健康教育计划干预的对象，应根据计划的目标而定。如计划的目标是提高母乳喂养率，教育的主要对象就应包括孕妇及其亲属、妇产科医务人员、妇幼卫生保健人员、有关行政领导。

（2）确定教育内容：健康教育内容是指通过评估后，确定学习者需要学习的内容。应针对目标人群的知识水平、接受能力、项目的目的和要求来确定。

（3）选择教育材料：健康教育材料主要有视听材料和印刷材料两大类。根据教育内容，选择教育材料，其内容、设计都必须符合教育内容的要求。

（4）确定教育方法：健康教育方法有多种，必须考虑教育方法的可接受性、简便性、经济性、效率与效果。

（5）教育人员的组织与培训：确定组织网络和执行人员，做好培训是执行计划的组织保证。对执行计划的各类人员，要根据其工作性质和承担的任务，分别进行培训，以保证健康教育计划执行的质量。

（6）安排项目活动日程：科学、合理地安排项目的活动日程，是保证计划顺利实施的重要条件。

（7）设计监测与评价方案：在项目的设计阶段就要考虑评价问题，对监测与评价的活动、指标、方法、工具、时间、监测与评价负责人等作出明确的规定。

（8）项目经费预算：根据项目的活动，分别测算出每项活动的开支类别及所需费用，汇总、列出整个项目的预算。

### （四）社区健康教育计划的实施

社区健康教育的实施是为达到预期目标而将计划中的各项措施付诸行动的过程。在具体实施过程中，应注意以下几点：

1. 开发领导层，争取社区基层领导及管理者的支持。
2. 协调社会各方力量，创造有利于执行计划的良好内、外环境。
3. 认真做好健康教育者的培训。
4. 培养典型，以点带面，全面推进。
5. 在调查研究的基础上，完善教育内容，创新教育形式和方法。
6. 重视健康教育信息反馈，随时调查和评估教育项目和内容。

### （五）社区健康教育效果的评价

社区健康教育效果的评价是对健康教育活动进行全面的监测、核查和控制，是保证社区健康教育计划设计、实施成功的关键性措施，评价贯穿于教育活动的全过程。

1. 评价种类　完整的社区健康教育评价分为4种类型。

（1）形成评价：是在计划执行前或执行早期对计划内容所作的评价。评估现行计划目标是否明确合理，执行人员是否具备完成该计划的能力，资料收集的可行性等。

（2）过程评价：是在计划实施过程中，监测计划各项工作的进展，了解并保证计划的各项活动按计划要求进行，即对各项活动的跟踪过程。

（3）效果评价：是在计划实施后，对教育活动的作用和效果进行全面检查、评估和总结，确定干预的效果，包括近期、中期和远期效果评价。近期效果评价主要是对知识、信念、态度、技能的变化进行评价；中期效果评价是对目标人群的行为变化进行评价；远期效果评价则是对目标人群的健康状况、生活质量变化进行评价。

（4）总结评价：是综合形成评价、过程评价、效果评价以及各方面资料所作出的总结性概括。综合性指标更能全面反映计划的成败，总结评价从计划的成本－效益、各项活动的完成情况作出判断，以及作出该计划是否有必要重复、扩大或终止的决定。

2. 评价指标　在进行健康教育评价时，应注意使用恰当的评价指标。常用的评价指标有：

（1）反映个体或人群卫生知识水平的指标。

$$卫生知识普及率=\frac{社区内已达卫生知识普及要求人数}{社区总人数}\times 100\%$$

$$知识知晓率=\frac{调查中对某种卫生知识回答正确人数}{调查总人数}\times 100\%$$

（2）反映社区健康教育工作的指标。

$$社区健康教育覆盖率=\frac{社区内接受健康教育的人数}{社区总人数}\times 100\%$$

（3）反映个体或人群卫生习惯或卫生行为形成情况的指标。

$$健康行为形成率=\frac{调查中形成某种健康行为的人数}{调查总人数}\times 100\%$$

$$不良行为或习惯转变率=\frac{某范围内已改变或纠正某种不良行为或习惯人数}{该范围内原有某种不良行为或习惯人数}\times 100\%$$

（4）反映人群健康状况的指标：发病率、患病率、死亡率、人均期望寿命以及儿童的生长发育指标等。

3. 评价方法　常用的评价方法有观察、座谈、家庭访视、问卷调查、卫生学调查、卫生知识小测验以及卫生统计方法等。

（李　梅）

## 第三节　居民健康档案管理

### 工作情景与任务

李大妈感到头晕、头痛，来到社区卫生服务中心诊治，社区医生经过对李大妈进行问诊、查体，确诊李大妈为高血压引起的头晕、头痛，对李大妈进行降血压治疗，李大妈头晕、头痛症状逐渐没有了。在诊治的过程中了解到李大妈没有建立居民健康档案，为及时了解李大妈的健康状况，提供高效的社区护理服务，社区为李大妈建立健康档案。

**工作任务：**

1. 说出为李大妈建立健康档案的方式。

2. 简述居民健康档案的管理流程。

健康档案(health record)是居民接受医疗卫生服务过程中的规范记录,是以居民个人健康为核心、贯穿整个生命过程、涵盖各种健康相关因素、实现信息多渠道动态收集、满足居民自身需要和健康管理的信息资源。

## 一、建立居民健康档案的目的

完善的居民健康档案能帮助社区医护人员较全面地了解社区居民的健康状况、社区家庭问题以及社区卫生资源的利用状况,为个人及其家庭提供全方位、整体性、连续性和人性化的健康服务。

1. 为解决居民健康问题提供依据　健康档案是居民健康的基本资料,可以帮助医务人员全面、系统地了解居民个人及其家庭的健康问题和相关背景信息,发现居民存在的健康问题,及时、准确地为个人及家庭提供科学规范的预防卫生保健服务。

2. 为评价卫生机构服务质量和技术水平提供依据　系统、完整的居民健康档案是开展社区卫生服务的文件记录,在一定程度上反映了社区卫生服务质量和技术水平。

3. 为制定卫生政策提供依据　完整的居民健康档案记录居民的主要健康问题及不同地区存在的主要卫生问题、卫生资源及其利用情况等信息。是国家及卫生行政部门制定切实可行的卫生政策或卫生服务规划的依据来源。

4. 为司法工作提供参考依据　居民健康档案涵盖居民整个生命过程的各种健康问题及相关因素,信息记录全面、规范、客观、公正,医疗及法律效力高,是基层卫生服务领域重要的法律文书。

5. 为护理教学与科研提供信息资料依据　居民健康档案记录以问题为导向,重视背景资料的收集,为社区护理教学及科研提供重要的参考资料及宝贵的信息资源。

## 二、居民健康档案的种类与内容

### (一)居民健康档案的种类

根据人群聚集的层次,可将社区居民健康档案分为个人健康档案、家庭健康档案和社区健康档案 3 类。个人健康档案是居民健康档案的主体,在社区卫生服务中使用频率最高;将家庭各成员健康资料归档并建立家庭健康档案;可根据社区实际情况建立社区健康档案。个人健康档案在全科医疗中应用十分频繁,使用价值也最高。家庭健康档案则根据实际情况,建立和使用的形式不一。社区健康档案在全科医疗服务中没有被给予更多的统一要求,主要用以考核医师对其所在社区的居民健康状况与社区资源状况的了解程度,考查全科医师在对病人照顾中的群体观点。

### （二）居民健康档案的内容

1. 个人健康档案　个人健康档案是记录贯穿居民个体整个生命过程中有关健康的基本信息及卫生服务信息的系统性资料，是社区卫生服务中最常用、最重要的档案，居民健康档案内容包括个人基本信息、健康体检、重点人群健康管理记录和其他医疗卫生服务记录。

（1）个人基本信息：包括姓名、性别等基础信息和既往史、家族史等基本健康信息。

（2）健康体检：包括①一般健康检查、生活方式、健康状况、疾病用药情况、健康评价；②重点人群健康管理记录，包括国家基本公共卫生服务项目要求的 0～6 岁儿童、孕产妇、老年人、慢性病病人、严重精神障碍病人和肺结核病人等各类重点人群的健康管理记录等。

（3）重点人群健康管理记录：包括① 0～6 岁儿童健康管理记录；②孕产妇健康管理记录；③预防接种卡；④高血压病人随访服务记录；⑤ 2 型糖尿病病人随访服务记录；⑥严重精神障碍病人管理记录。

（4）其他医疗卫生服务记录：包括上述记录之外的其他记录，如接诊、转诊、会诊记录等。接诊记录是每次病人就诊内容的详细资料记录，常采用 SOAP 的形式对就诊问题逐一进行描述。一般以表格的形式呈现（表 2-1），由社区医生填写，供居民由于急性或短期健康问题接受咨询或医疗卫生服务时使用。

S（subjective data）：就诊者的主观资料，包括主诉、咨询问题和卫生服务要求等。

O（objective data）：就诊者的客观资料，包括查体、实验室检查、影像检查等结果。

A（assessment）：评估，是问题描述中的最重要的一部分。完整的评估应包括诊断、鉴别诊断、问题的轻重程度及预后等。它不同于以往的以疾病为中心的诊断模式，问题可以是生理问题、心理问题、社会问题或未明确原因的症状和 / 或主诉。

P（plan）：处置计划，是针对问题而提出的，体现以病人为中心、预防为导向，以及生物 - 心理 - 社会医学模式的全方位考虑，而不仅限于开出药物处方。计划内容一般应包括诊断计划、治疗计划、对病人的各项健康指导等。

表 2-1　接诊记录表（SOAP 描述书写范例）

姓名：　　　　　　　　　　　　　　编号□□□□□□□□□

问题：2 型糖尿病

S：体检时发现血糖高。

O：身高 160cm，体重 64kg，血压 135/90mmHg，餐后血糖 18.2mmol/L。

A：根据以上资料，应首先考虑糖尿病。本病可引起多种并发症，应注意血糖控制并追踪观察，注意靶器官是否损害。

P：诊断计划：尿常规、空腹血糖、血胆固醇、血甘油三酯、肾功能检查、心电图、眼底检查、血压监测。

续表

治疗计划：血糖监测、病情观察、给予糖尿病饮食（低糖低脂饮食）、控制体重、控制吸烟、控制饮酒、口服降血糖药。

病人指导：糖尿病知识介绍、避免各种糖尿病危险因素、预防各种并发症措施、学会自我监测血糖、使用降血糖药的注意事项、适当体育锻炼、行为和生活方式指导。

医师签字：

接诊日期：　　年　　月　　日

本表供居民由于急性或短期健康问题接受咨询或医疗卫生服务时使用，以能够如实反映居民接受服务的全过程为目的，根据居民接受服务的具体情况填写。

知识窗

### 居民健康档案编号

居民健康档案编号由卫生健康部门统一为居民健康档案进行编码，采用17位编码制，以国家统一的行政区划编码为基础，村/居委会为单位，编制居民健康档案唯一编码。同时将建档居民的身份证号作为统一的身份识别码，便于以后实现数字化信息统计和资源共享。健康档案编号第一段为6位数字，表示县及县以上的行政区划；第二段为3位数字，表示乡镇/街道级行政区划；第三段为3位数字，表示村/居民委员会等，具体划分：001～099表示居委会，101～199表示村委会，901～999表示其他组织；第四段为5位数字，表示居民个人序号，由建档机构根据建档顺序编制。在填写健康档案的其他表格时，必须填写居民健康档案编号，但只须填写后8位编码。

2. 家庭健康档案　主要包括家庭基本情况资料；家庭评估资料，即对家庭结构、家庭功能和家庭生活周期等的评价；家庭卫生保健情况，即记录家庭环境的卫生状况、居住条件、生活起居方式等；家庭主要健康问题资料；家庭成员健康资料，即个人健康档案。

3. 社区健康档案　主要由社区基本资料、社区医疗卫生服务资料和社区居民健康状况3部分构成。其中社区基本资料包括社区地理和环境状况、社区文化状况和经济情况等内容。

## 三、居民健康档案管理服务内容

### （一）居民健康档案的建立

1. 确定建档对象　社区居民健康档案的建档对象为辖区内常住居民，包括居住半年以上的户籍及非户籍居民，以0～6岁儿童、孕产妇、老年人、慢性病病人、严重精神障碍病人和肺结核病人等人群为重点。健康档案的建立要遵循自愿与引导相结合的原则。确定建档对象的流程见图 2-1。

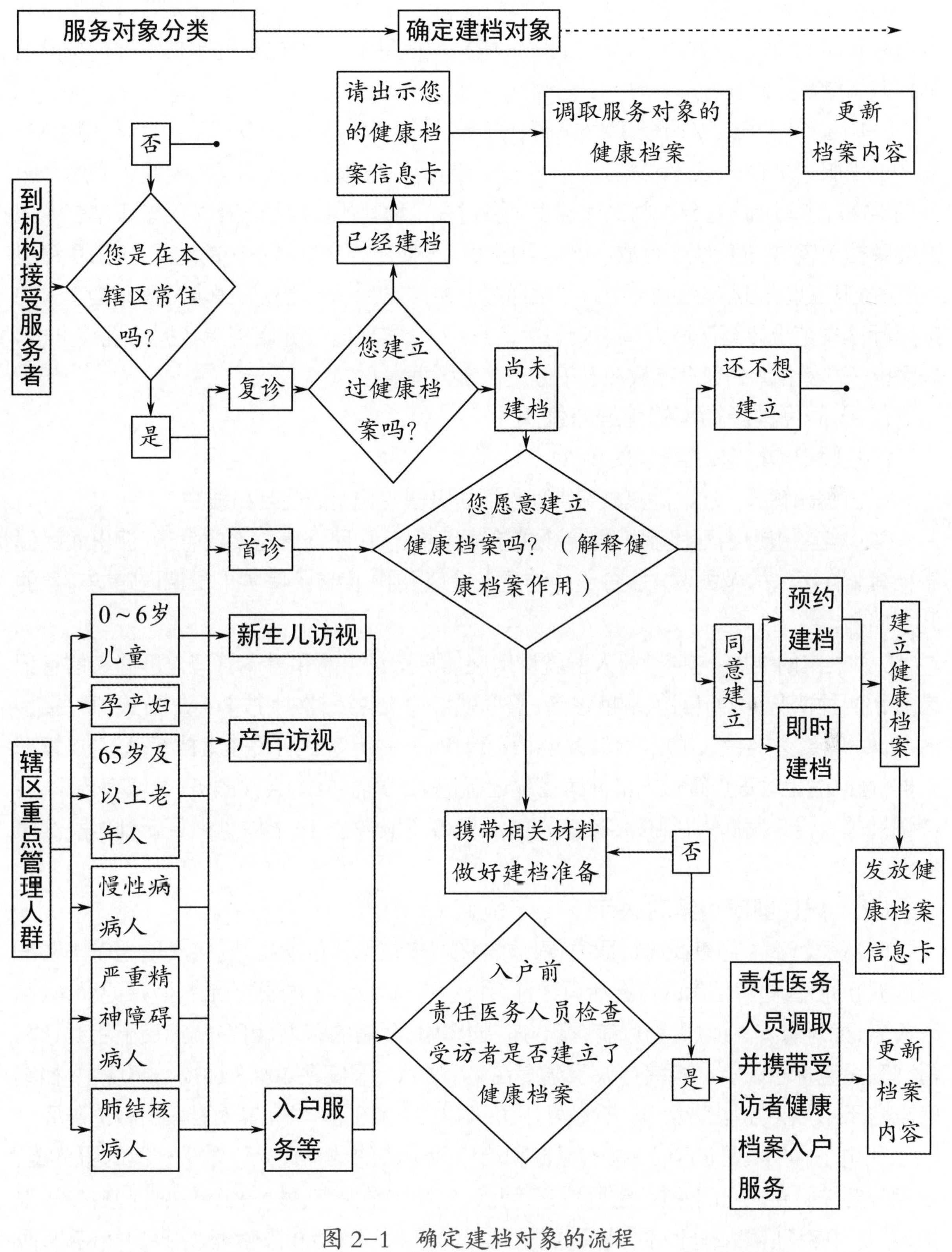


图 2-1　确定建档对象的流程

2. 建档方式　建立居民健康档案的方式有以下两种：

（1）辖区居民到乡镇卫生院、村卫生室、社区卫生服务中心/站接受服务时，由医务人员负责为其建立居民健康档案，并根据其主要健康问题和服务提供情况填写相应记录，同时为服务对象填写并发放居民健康档案信息卡。建立电子健康档案的地区，逐步为服务对象制作、发放居民健康卡，替代居民健康档案信息卡，作为电子健康档案进行身份识别和调阅更新的凭证。

（2）通过入户服务/调查、疾病筛查、健康体检等多种方式，由乡镇卫生院、村卫生室、社区卫生服务中心/站组织医务人员为居民建立健康档案，并根据其主要健康问题和服务提供情况填写相应记录。将医疗卫生服务过程中填写的健康档案相关记录表单装入居民健康档案袋中，进行统一存放。已建立居民电子健康档案信息系统的地区，应由乡镇卫生院、村卫生室、社区卫生服务中心/站通过上述方式为个人建立居民电子健康档案。并按照标准规范上传至区域人口健康卫生信息平台，实现电子健康档案数据的规范上报。居民电子健康档案的数据存放在电子健康档案数据中心。

### （二）居民健康档案的管理与使用

1. 居民健康档案的管理（图 2-2）

2. 流程图解析　居民健康档案管理包括居民健康档案的使用和维护。

（1）档案的使用：居民到机构就诊或随访时，出示居民健康档案信息卡，调出居民健康档案。社区医护人员入户服务或随访重点管理人群，由责任医务人员调取随访对象的健康档案。

（2）档案的维护：包括一般人群就诊情况信息记录更新和重点管理人群健康信息记录更新两种情况。①一般人群就诊者：根据就诊情况，接诊医生按 SOAP 方式填写接诊情况，如需转诊或会诊，须填写转诊、会诊记录单，一并更新到居民健康档案；②重点管理人群：社区医生对重点管理人群健康情况进行记录，如需转诊、会诊服务，须填写转诊、会诊记录单。传染病病人，须按传染病报告流程填写报告卡，以上信息须更新到居民健康档案。

### （三）居民健康档案的保存

1. 纸质档案　为查找和提取方便，应当按档案袋编号依次排放，每次使用完毕要准确地放回原处；健康档案以打孔活页装订，并使用不同颜色和样式的纸张做好记录，以利于检索，如对患有高血压、糖尿病、冠心病、脑卒中、肿瘤的病人，可在档案袋上用红、绿、橙、蓝、黑色标志区别。档案存放于温度在 14～20℃，湿度在 50%～65% 的环境中；档案柜应密闭，防光、防尘、防水、防火；做好杀虫、驱虫、防鼠工作，防止其对档案材料的破坏。

2. 电子档案　是以个人健康、保健和治疗为中心的数字记录。电子档案的服务器、硬盘等要按照要求专门保管，定期检查、阅读，定期转录保存；做好档案信息保密：专人维护，必要时签订信息安全保密协议；电子档案建立和使用实行权限管理，定期更换密码，医务人员因工作变动离岗应及时注销其工作账号，确保信息安全。

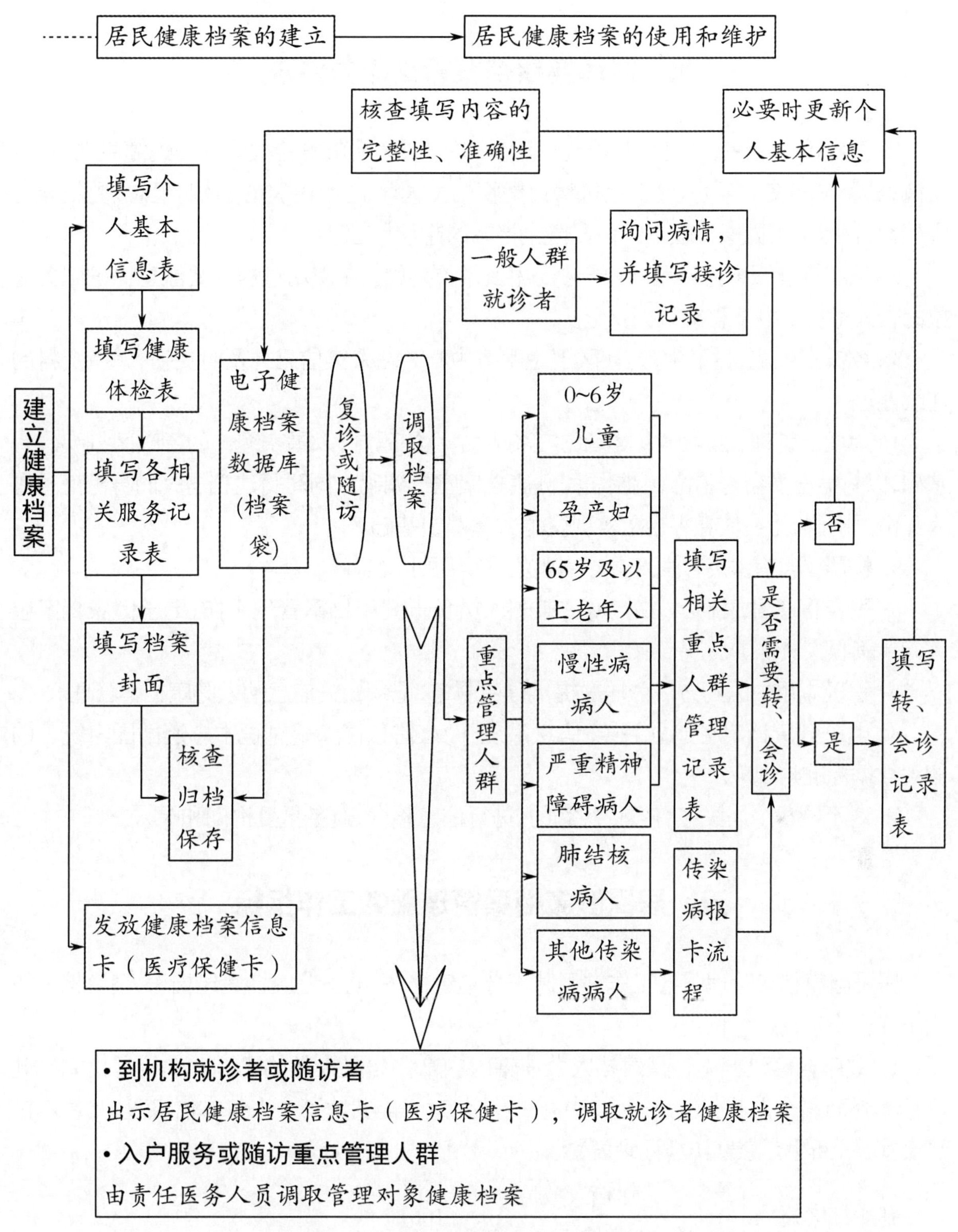


图 2-2　居民健康档案的管理流程

### （四）居民健康档案的终止

居民健康档案原则上长期保存，当社区居民因离世、迁出、失访等，可终止保存，终止健康档案须记录日期。对于迁出辖区的还要记录迁往地点的基本情况、档案交接记录等。

## 四、居民健康档案管理服务要求

1. 由乡镇卫生院、村卫生室、社区卫生服务中心/站负责首次建立居民健康档案、更新信息、保存档案；其他医疗卫生机构负责将相关医疗卫生服务信息及时汇总、更新至健康档案；各级卫生健康行政部门负责健康档案的监督与管理。

2. 档案管理服务应遵循自愿与引导相结合的原则，在使用过程中要注意保护服务对象的个人隐私及电子档案数据安全。

3. 乡镇卫生院、村卫生室、社区卫生服务中心/站采集信息并及时更新，保持资料的连续性。

4. 为便于管理，居民健康档案统一采用17位编码制，以国家统一的行政区划编码为基础，以村/居委会为单位，编制居民健康档案唯一编码。同时将建档居民的身份证号作为身份识别码，为在信息平台上实现资源共享奠定基础。

5. 按照国家有关专项服务要求，规范记录相关内容。

6. 妥善保管健康档案，指定专/兼职人员负责健康档案管理工作，电子健康档案应有专/兼职人员维护。

7. 积极应用中医药方法为居民提供健康服务，记录相关信息纳入健康档案管理。

8. 电子健康档案在建立完善、信息系统开发、信息传输全过程中应遵循国家统一的相关数据标准与规范。

9. 对于同一个居民患有多种疾病的，进行信息整合，避免重复询问和录入。

## 五、居民健康档案管理服务工作指标

居民健康档案管理服务工作常用健康档案建档率、电子健康档案建档率、健康档案使用率3个指标进行评价。

1. 健康档案建档率　是建档人数占辖区内常住居民人数的比例。建档是指完成健康档案封面和个人基本信息表，其中0~6岁儿童不需要填写个人基本信息表，其基本信息填写在《新生儿家庭访视记录表》上。

$$\text{健康档案建档率}=\frac{\text{建档人数}}{\text{辖区内常住居民人数}}\times 100\%$$

2. 电子健康档案建档率　指建立电子健康档案人数占辖区内常住居民人数的比例。

$$\text{电子健康档案建档率}=\frac{\text{建立电子健康档案人数}}{\text{辖区内常住居民人数}}\times 100\%$$

3. 健康档案使用率　是档案中有动态记录的档案份数占档案总份数的比例。有动态记录的档案是指1年内与病人的医疗记录相关联和/或有符合对应服务规范要求的相关服务记录的健康档案。

$$健康档案使用率 = \frac{档案中有动态记录的档案份数}{档案总份数} \times 100\%$$

（柴玉艳）

## 第四节　流行病学研究方法与常用指标

工作情景与任务

某大型社区2021年的平均人口为48 765人，全年共有乙型肝炎病人19人，其中该年新发病者为3人。1名乙型肝炎病人发生急性肝衰竭，治疗无效而死亡，2人死于其他疾病。

**工作任务：**

1. 计算该社区2021年乙型肝炎发病率和患病率。

2. 计算该社区2021年死亡率、乙型肝炎死亡率和病死率。

### 一、流行病学概述

#### （一）流行病学的概念

流行病学（epidemiology）是研究特定人群中疾病、健康状况的分布及其决定因素，并研究防治疾病及促进健康的策略和措施的科学。流行病学是公共卫生和预防医学的一门重要的实用性学科。

流行病学的研究对象是人群，研究内容是各种疾病和健康状况，研究重点是疾病和健康状况的分布及其影响因素，研究目的是预防、控制和消灭疾病及促进健康。

#### （二）流行病学的主要应用

随着医学模式从生物医学模式向生物－心理－社会医学模式转化，医学科学和卫生事业的不断发展，流行病学的应用范围日趋扩大，目前流行病学的应用主要体现在以下方面：

1. 疾病病因与危险因素研究　许多疾病特别是一些慢性病的病因未明，往往与多种因素有关。运用流行病学研究方法，进行病因学探讨，研究疾病病因与危险因素在疾病发生与流行过程中的作用。

2. 进行社区诊断　通过流行病学调查，确定社区卫生服务工作的重点或优先考虑的问题，为制订社区卫生服务计划提供依据。

3. 研究疾病的自然史，为疾病的三级预防提供依据　在不给予病人任何治疗和干预的情况下，疾病从发生、发展到结局的整个过程称为疾病的自然史。流行病学研究可以获得疾病的自然史，从而为疾病的三级预防提供依据。

4. 制定疾病控制的策略和公共政策　流行病学从群体和社区角度考虑、处理疾病与健康问题，对于合理分配卫生资源、提高卫生服务效益、合理制定卫生防疫规划和公共政策，具有方向性的指导作用。

5. 评价疾病防治措施和卫生服务的效果　各种卫生服务的效益如何、疾病防治措施是否有效、卫生决策的正确与否，都需要运用流行病学的方法进行评价。

## 二、流行病学研究方法

流行病学研究方法分为观察法、实验法、数理法。观察法是在自然条件下通过调查研究和分析，认识疾病或健康问题的现象、规律与病因的方法，包括描述性研究和分析性研究。实验法是按随机分配的原则，将研究对象分为实验组和对照组，以判断干预的作用，分为临床试验、现场实验和社区实验。数理法则是将流行病学调查所得到的数据，建立有关的数学模型进行理论研究。

描述性研究是社区护理评估和诊断常用的方法之一，是流行病学研究的基础步骤。描述性研究是根据日常记录资料或通过专门调查所得的资料，按不同地区、不同时间及不同人群的特征进行分组，把疾病或健康状况的分布情况真实地揭示出来，从而获得有关病因假设的提示，为进一步开展分析性研究提供线索。主要包括现况研究和筛查两种方法。

### （一）现况研究

现况研究（status quo study）是对特定时点（或期间）和特定范围内人群中的有关变量/因素与疾病或健康状况关系的描述，亦可称为横断面调查（cross-sectional study），或患病率调查（prevalence survey）。现况研究的目的：①描述疾病或健康状况的三间分布（时间分布、地区分布、人群分布）情况；②提供疾病的病因线索，建立病因假设；③确定高危人群，为疾病的防治提供依据；④评价疾病监测、预防接种等防治措施的效果；⑤衡量国家或地区的卫生水平和健康状况。现况研究包括普查和抽样调查。

1. 普查（census）　即全面调查，在特定时间或期间、特定范围内的全部人群（总体）均作为研究对象的调查。

（1）普查的目的：①早期发现、早期诊断和早期治疗病人，如妇女的乳腺癌普查；②了解疾病或危险因素的基本分布情况；③了解某地区居民的健康水平和身体发育情况；④建立人体生理生化指标的正常值范围；⑤在疾病暴发或流行期间，普查可搜寻全部病例，可了解该病流行全貌。

（2）开展普查必备的条件：①有足够的人力、物质和设备用于发现病例和及时治疗；②所普查的疾病患病率较高；③疾病的检查方法、操作技术不很复杂，试验的敏感度和特异度均较高。

(3) 普查的优点:①由于是调查某一目标人群的所有成员,没有抽样误差;②可发现目标人群中的全部病例并给予及时治疗;③普查所获数据可以了解疾病的三间分布特征,因此对疾病的流行因素能有一定的启示作用;④有利于进行科普宣传。

(4) 普查的缺点:①普查对象多,调查期限短暂,难免漏查;②普查人员多,技术和方法很难统一,调查质量不易控制;③对患病率低,诊断技术复杂的病不宜开展普查。

2. 抽样调查(sampling survey) 是从总体中随机抽取有代表性的一部分个体(样本)进行调查,根据样本统计量估计总体人群的疾病或健康状况的一种研究方法。抽样调查的基本原则是抽样随机化、足够样本含量。抽样调查可以节省人力、物力、时间。由于调查对象较少,易于提高调查工作质量。但抽样调查的设计、实施与资料分析较复杂,重复和遗漏不易发现,不适用于变异过大的研究对象。常见的抽样方法有:

(1) 简单随机抽样:是最简单最基本的抽样方法,也是其他抽样方法的基础。即先将调查总体的全部观察单位编号,再用随机数字表或抽签等方法随机抽取部分观察单位组成样本。

(2) 系统抽样:又称等距抽样或机械抽样,是按照一定的顺序,机械地每间隔一定数量的单位抽取一个单位。优点是简便易行,样本的观察单位在总体中分布均匀。

(3) 分层抽样:又称分类抽样。即先按影响观察值变异较大的某种特征,将总体分为若干类型或组别,再从每一层内随机抽取一定数量的观察单位,合起来组成样本。

(4) 整群抽样:是先将总体划分为 N 个群组,每个群包括若干观察单位;再从 N 个群中随机抽取若干个群,并将被抽取的各个群的全部观察单位组成样本。用此法抽样时,抽到的不是个体,而是由个体所组成的群体。优点是便于组织,节约人力、物力,多用于大规模调查。缺点是抽样误差较大,分析工作量也较大。

抽样调查不可避免产生抽样误差,抽样误差的大小因抽样方法不同而异,一般情况下,抽样误差从小到大的顺序为分层抽样、系统抽样、单纯随机抽样、整群抽样。

### (二) 筛查

筛查(screening)是运用快速的实验检查或其他手段,自表面健康的人群中发现那些未被识别的可疑病人或有缺陷者。

1. 筛查的目的 ①早期发现病人或高危人群,以便开展早期防治。如对孕妇进行糖尿病筛检,以便及时发现和控制妊娠糖尿病,以利于孕妇及胎儿健康;②估计疾病流行情况,并做描述性分析。

2. 筛查的适用范围 筛查在流行病学研究中应用广泛,主要有:①所筛查疾病或健康状况是当地当前重大公共卫生问题;②对所筛查疾病的自然史有足够的了解;③对筛查试验阳性和可疑阳性者,必须进一步确诊,以便对确诊病人采取必要的治疗措施;④筛查方法简单、方便、经济、有效,易被群众接受。

## 三、常用指标

流行病学常用指标主要用于描述疾病的分布和测量危险因素与疾病联系强度等，主要有发病率、罹患率、患病率、死亡率、病死率和死因顺位等。

1. 发病率

（1）概念：表示在一定期间内，特定人群中某病新发病例出现的频率。

$$发病率=\frac{一定期间内某人群中某病新发病例数}{同时期暴露人口数}\times k$$

$k$=100%，1 000‰，10 000/万或 100 000/10 万

计算发病率时可根据实际病种和研究目的来确定时间单位，一般多以年为时间单位。

（2）分子、分母的确定：分子是一定期间内的新发病人数，对发病时间难确定的一些疾病可将初次诊断时间作为发病时间，如高血压、糖尿病等，若在观察期间内一个人多次患某病时，则应多次计为新发病例数，如流行性感冒（简称流感）。分母中所规定的暴露人口是指在观察期间内可能会发生该病的人群，对观察人群中不可能患该病的人，不应计入分母。但在实际工作中，准确的暴露人口数往往不易获取，多用该地区年平均人口数作为分母。

（3）用途：发病率是一个重要的常用指标，常用来描述疾病的分布，探讨发病因素，提出病因假设和评价防治措施的效果等。

2. 罹患率

（1）概念：在某一局限范围，短时期内疾病的暴发频率。

$$罹患率=\frac{观察期间某人群中某病新发病例数}{同时期暴露人口数}\times k$$

$k$=100%，1 000‰

（2）特点：罹患率和发病率都是测量人群中某病新发病例的频率指标。不同之处是罹患率多用于统计小范围、短时间的发病率。计算公式与发病率相同，但它的观察时间较短，一般用月、周、日或一个流行期为单位。

（3）用途：罹患率可以较精确地反映发病频率，适用于局部地区疾病的暴发，如食物中毒、传染病及职业中毒等暴发流行情况。

3. 患病率

（1）概念：也称现患率，指某特定时间内，一定人群中某病新、旧病例所占的比例。可按时间不同分为时点患病率和期间患病率。时点患病率在实际中其时间长度为不超过 1 个月，期间患病率通常超过 1 个月。

$$时点患病率 = \frac{某一时点内一定人群中现患某病新、旧病例数}{该时点人口数} \times k$$

$$期间患病率 = \frac{某观察期间内一定人群中现患某病的新、旧病例数}{同期的平均人口数} \times k$$

$k$=100%，1 000‰，10 000/万，100 000/10 万

（2）用途：患病率对病程短的疾病价值不大，通常用来表示病程较长的慢性病的流行情况。

4. 死亡率

（1）概念：某时期内（通常是一年）死亡人数与总人口数之比，又称总死亡率或粗死亡率。死亡率也可按不同特征（年龄、性别、职业、民族、种族、婚姻状况、病因等）分别计算死亡专率。

$$死亡率 = \frac{某人群某年总死亡数}{该人群同年平均人口数} \times k$$

$$某病死亡率 = \frac{某人群某年某病死亡数}{该人群同年平均人口数} \times k$$

$k$=1 000‰，10 000/万或 100 000/10 万

（2）用途：①衡量某一时期某地区人口死亡危险性大小；②反映人群健康状况和卫生保健工作的水平；③为该地区卫生保健工作的需求和规划提供科学依据。

5. 病死率

（1）概念：表示一定时期内（一般为 1 年）患某种疾病的人群中因该病而死亡的频率，表示疾病的死亡概率。

$$病死率 = \frac{某时期内因某病死亡人数}{同期患某病的病人数} \times 100\%$$

（2）用途：①表明疾病的严重程度；②反映诊断能力和医疗水平，多用于急性传染病，较少用于慢性病。

6. 死因顺位　在死因统计指标中，死因顺位是按照死因构成比的大小由高到低排列的位次。死因构成比是某类死因的死亡人数占总死亡人数的百分比，说明各种死因的相对重要性，可用来分析何种疾病是造成当地居民死亡的主要原因。

$$死因构成比 = \frac{因某病死亡人数}{总死亡人数} \times 100\%$$

# 第五节 预 防 接 种

工作情景与任务

护士小张在某社区卫生服务中心工作 3 年，今年参加了预防接种专业培训，考核合格后，调入该中心防保科担任预防接种门诊护士。该社区卫生服务中心正在申报规范化预防接种门诊建设项目，需要开展场地改造和物品准备等工作。门诊护士长安排小张协助项目建设，小张开始投入准备工作中。

**工作任务：**

1. 请协助小张拟定接种门诊场地建设及物品配置计划。

2. 为接种门诊制订预防接种服务流程。

## 一、预防接种概述

### （一）相关概念

1. 疫苗（vaccine） 是将病原微生物（如细菌、立克次体、病毒等）及其代谢产物，经过人工减毒、灭活或利用基因工程等方法制成的用于预防传染病的自动免疫制剂。

2. 预防接种（vaccination） 是把疫苗接种在健康人的身体内，使人在不发病的情况下产生抗体，获得特异性免疫。例如，接种卡介苗预防肺结核，接种牛痘预防天花等。

### （二）疫苗的种类

1.《中华人民共和国疫苗管理法》将疫苗分为免疫规划疫苗、非免疫规划疫苗。

（1）免疫规划疫苗：是指居民应当按照政府的规定接种的疫苗，包括国家免疫规划确定的疫苗，省、自治区、直辖市人民政府在执行国家免疫规划时增加的疫苗，以及县级以上人民政府或者其卫生健康主管部门组织的应急接种或者群体性预防接种所使用的疫苗。由政府向公民提供，受种者免费接种，俗称免费疫苗。免疫规划疫苗包括乙肝疫苗、卡介苗、脊髓灰质炎灭活疫苗、口服脊髓灰质炎减毒活疫苗、无细胞百白破疫苗、白破疫苗、麻腮风减毒活疫苗、A 群流脑多糖疫苗、乙脑减毒活疫苗、甲肝减毒活疫苗、A 群 C 群脑膜炎球菌多糖疫苗等。

（2）非免疫规划疫苗：是指由居民自愿接种的其他疫苗，通常需要受种者自行付费接种，俗称自费疫苗。常用非免疫规划疫苗有吸附无细胞百白破灭活脊髓灰质炎和 b 型流感嗜血杆菌联合疫苗、A 群 C 群脑膜炎球菌多糖结合疫苗、13 价肺炎球菌多糖结合疫苗、无细胞百白破 b 型流感嗜血杆菌联合疫苗、23 价肺炎球菌多糖疫苗、b 型流感嗜血杆菌疫苗、乙脑灭活疫苗、水痘减毒活疫苗、口服轮状病毒减毒活疫苗、肠道病毒 71 型灭活疫苗、季节性流感疫苗、人乳头瘤病毒疫苗等。

2. 按疫苗的性质分为灭活疫苗、减毒活疫苗、基因工程疫苗等。

(1)灭活疫苗:是选用免疫原性强的病原微生物,经人工大量培养后,用物理或化学方法将其灭活后制成的疫苗。常用的灭活疫苗有乙肝疫苗、脊髓灰质炎灭活疫苗、流行性乙型脑炎灭活疫苗、百白破混合疫苗、甲肝灭活疫苗、A 群流脑多糖疫苗、A+C 群流脑多糖疫苗、流感疫苗和狂犬病疫苗等。

(2)减毒活疫苗:是指病原体经过各种处理后,发生变异,毒性减弱,但仍保留其免疫原性。将其接种到身体内,不会引起疾病的发生,但病原体可在机体内生长繁殖,引发机体免疫反应,起到获得长期或终生保护的作用。常用的减毒活疫苗有卡介苗、麻腮风疫苗、脊髓灰质炎减毒活疫苗、乙脑减毒活疫苗、甲肝减毒活疫苗、鼠疫疫苗。

(3)基因工程疫苗:是用基因工程方法或分子克隆技术,分离出病原的保护性抗原基因,将其转入原核或真核系统使表达出该病原的保护性抗原,经纯化后而制得的疫苗。如把编码乙型肝炎表面抗原的基因插入酵母菌基因组,制成重组酵母乙型肝炎疫苗。

另外,有些疫苗为了减缓疫苗的吸收,增强免疫效果,会添加一些吸附剂,按是否含有吸附剂可分为吸附疫苗和非吸附疫苗。常用的吸附疫苗有百白破混合疫苗、白破疫苗、乙肝疫苗等。

### (三)预防接种的方法

1. 皮上划痕法　常用于接种鼠疫疫苗、炭疽疫苗等。

2. 注射法　注射法包括 3 种。①皮内注射,如卡介苗。②皮下注射,如麻腮风疫苗、乙脑减毒活疫苗、A 群流脑多糖疫苗、甲肝减毒活疫苗等。③肌内注射,如乙肝疫苗、脊髓灰质炎灭活疫苗、百白破混合疫苗、甲肝灭活疫苗、乙脑灭活疫苗等。

3. 口服法　常用的口服疫苗有两种:脊髓灰质炎糖丸和口服轮状病毒活疫苗。

4. 喷雾吸入法　预防呼吸道传染病可吸入鼻喷雾式疫苗。

## 二、预防接种服务内容

预防接种的服务对象为辖区内 0~6 岁儿童和其他重点人群,其服务内容包括预防接种管理、预防接种实施和疑似预防接种异常反应处理。

### (一)预防接种管理

1. 及时建立儿童预防接种档案　及时为辖区内所有居住满 3 个月的 0~6 岁儿童建立预防接种证和预防接种卡 / 簿。①预防接种证、卡 / 簿按照居住地实行属地化管理。②儿童出生后 1 个月内,其监护人应当到儿童居住地的接种单位为其办理接种证;预防接种证遗失者应及时补办。③产科接种单位应告知新生儿监护人 1 个月内到居住地接种单位建立接种证、卡,或直接为新生儿办理接种证。④户籍在外地的适龄儿童暂住在当地时间≥3 个月,由暂住地接种单位及时建立预防接种卡 / 簿,无预防接种证者须同时建立、补办接种证。⑤办理预防接种证的接种单位应在接种证上加盖公章。

2. 做好通知、预约与巡诊　接种单位采取预约、通知单、电话、手机短信、网络、广播通知等适宜方式，通知儿童监护人，告知接种疫苗的种类、时间、地点和相关要求。在边远山区、海岛、牧区等交通不便的地区，可采取入户巡回的方式进行预防接种。

3. 定期核查，及时补种　每半年对辖区内儿童的预防接种卡 / 簿进行 1 次核查和整理，查缺补漏，并及时进行补种。

### （二）预防接种实施

根据国家免疫规划疫苗免疫程序，对适龄儿童进行常规接种。在部分省份对重点人群接种肾综合征出血热疫苗。在重点地区对高危人群实施炭疽疫苗、钩端螺旋体疫苗应急接种。根据传染病控制需要开展乙型肝炎、麻疹、脊髓灰质炎等疫苗强化免疫或补充免疫、群体性接种工作和应急性接种工作。

1. 接种前的工作

（1）确定接种对象：根据国家免疫规划疫苗的免疫程序、群体性预防接种、应急接种或补充免疫方案等，确定受种对象，包括：①本次受种对象、上次漏种者和流动人口等特殊人群中的未受种者。②清理预防接种卡 / 簿或通过信息系统建立的儿童预防接种个案信息，根据预防接种记录核实受种对象。③主动搜索流动人口和计划外生育儿童中的受种对象。

（2）通知受种者或监护人：确定接种对象后，应提前通知受种者或其监护人，告知本次接种疫苗的品种、作用、禁忌、不良反应以及注意事项，并询问受种者的健康状况以及是否有接种禁忌等，可采用书面和 / 或口头告知的形式，并如实记录告知和询问的情况。

（3）领取或购进疫苗：①接种单位根据各种疫苗受种人数计算领取或购进疫苗数量，做好疫苗领发登记。②运输疫苗的冷藏箱 / 包，应根据环境温度、运输条件、使用条件放置适当数量的冰排。③冷藏箱 / 包中疫苗的放置：脊髓灰质炎减毒活疫苗、麻疹疫苗、甲肝减毒活疫苗、乙脑减毒活疫苗等放在冷藏箱 / 包的底层；卡介苗放在中层，并有醒目标记；百白破混合疫苗、白破疫苗、乙肝疫苗、脊髓灰质炎灭活疫苗等严禁冻结，要放在冷藏箱 / 包的上层，不能直接接触冰排；其他疫苗按照使用说明规定的温度，参照上述要求放置。

（4）准备器材、药品：按受种对象人数的 1.1 倍准备相应规格的注射器材，注射器在使用前应检查，要求包装完好，并在有效期内。准备 75% 乙醇、镊子、棉球杯、无菌干棉球或棉签、治疗盘、体温计、听诊器、压舌板、血压计、1 ∶ 1 000 盐酸肾上腺素、注射器毁形装置或安全盒、污物桶等。

知识窗

## 预防接种的禁忌证

1. 过敏体质者　即已知对某疫苗的任何成分过敏者。如对鸡蛋或新霉素过敏者均不能接种麻疹活疫苗。

2. 正在患某些疾病者，如正患严重器官疾病、急性疾病、慢性病急性发作、感冒、腹泻、湿疹或其他皮肤病病人，须推迟接种，待康复后再行补种。

3. 免疫功能不全者　免疫缺陷、免疫功能低下或正在进行放疗、化疗、接受免疫抑制治疗者。

4. 神经系统疾病　未控制的癫痫和其他进行性神经系统疾病（如脑病及脑炎后遗症、癔症、抽搐或惊厥者），应在医师的指导下谨慎接种疫苗。

2. 接种时的工作

（1）接种场所要求：接种场所应当按照登记、健康咨询、接种、记录、观察等内容进行合理分区，确保接种工作有序进行。做到室外标志醒目，室内宽敞清洁、光线明亮、通风保暖，并准备好接种工作台、坐凳以及提供儿童和家长休息、等候的场所。接种场所还应具备下列宣传资料：①预防接种工作流程。②国家免疫规划疫苗的品种、免疫程序、预防接种方法等。③预防接种服务时间、咨询电话。④科普宣传资料。

（2）核实接种对象：接种工作人员应查验儿童预防接种证、卡/簿。核对受种者姓名、性别、出生日期及接种记录，确定是否为本次受种对象和接种疫苗的品种；对不符合本次预防接种的受种者，向受种者或其监护人做好解释工作。对因有预防接种禁忌而不能进行预防接种的受种者，应对受种者或其监护人提出医学建议，并记录在预防接种证、卡/簿上。

（3）接种前告知和健康状况询问：①实施接种前，再次告知受种者或其监护人所接种疫苗的品种、作用、禁忌、不良反应以及注意事项。②询问受种者的健康状况以及是否有预防接种禁忌等情况，当怀疑有健康问题时，建议其到医院进行检查后决定是否接种，并如实记录告知和询问情况。

（4）接种现场疫苗管理：①预防接种前将疫苗从冷藏设备内取出，尽量减少开启冷藏设备的次数。②核对接种疫苗的品种，检查疫苗外观、质量。凡过期、变色、污染、发霉、有摇不散的凝块或异物、无标签或标签不清、安瓿有裂纹的疫苗一律不得使用。③严禁冻结的疫苗，冻结后一律不得使用，如百白破混合疫苗、乙肝疫苗、白破疫苗等。

（5）接种操作：①三查七对。预防接种人员在预防接种操作前再次进行“三查七对”，无误后予以预防接种。三查：检查受种者健康状况和接种禁忌证，查对预防接种卡/簿与接种证，检查疫苗、注射器外观与批号、有效期；七对：核对受种对象姓名、年龄、疫苗品名、规格、剂量、接种部位、接种途径。②口服法。口服液体剂型脊髓灰质炎减毒活疫苗时，应使用 37℃以下温水送服；开启后未立即用完的，应置于 2~8℃环境中冷藏保存，并于当天内用完，剩余废弃；避免反复冻融和严禁加热融化；注射免疫球蛋白者应间隔 3 个月以上再接种本疫苗。③注射法。接种部位皮肤用 75% 乙醇溶液消毒，禁用 2% 碘酊消毒。皮内注射接种部位为上臂三角肌中部略下处；肌内注射接种部位为上臂三角肌、大腿前外侧中部肌；皮下注射部位为上臂外侧三角肌下缘附着处。④使用注射型疫苗的注意事项：使用含有吸附剂的疫苗前，应当充分摇匀；使用冻干疫苗时，稀释液应沿疫苗瓶内壁缓慢注入，轻轻摇荡，使疫苗充分溶解，同时避免出现泡沫；开启和注射疫苗时，消毒剂不可接触活疫苗；如不能立即用完，应盖上无菌干棉球冷藏；当疫苗瓶开启后，活疫苗超过 30min、灭活疫苗超过 1h 未用完，应将剩余疫苗废弃。

（6）观察、记录与预约：①接种后及时在接种证、卡记录接种疫苗品种、生产企业、批号、有效期、接种时间、接种医生、受种者等内容，并录入信息系统。②告知受种者在接种后留在接种现场观察 30min，如有不良反应，及时处理和报告。③预约下次接种疫苗的种类、时间和地点。

3. 接种后的工作

（1）清理器材：清洁冷藏设备；一次性注射器及其他医疗废物按照《医疗废物管理条例》的规定处理；医疗器械按要求灭菌或消毒后备用。

（2）处理剩余疫苗：记录疫苗的使用及废弃数量。废弃已开启的疫苗，冷藏包内未开启的疫苗做好标记，放回冰箱，下次接种时首先使用。

（3）整理、核对接种通知单，接种卡 / 簿或儿童接种个案信息，确定需补种人数和名单，下次接种前补发通知。

（4）统计本次预防接种情况和下次预防接种的疫苗使用计划，并按规定上报。

### （三）疑似预防接种异常反应处理

1. 疑似预防接种异常反应（adverse event following immunization） 是指在预防接种后发生的怀疑与预防接种有关的反应或事件，包括不良反应、疫苗质量事故、接种事故、偶合症、心因性反应。预防接种不良反应是指合格的疫苗在实施规范接种后，发生的与预防接种目的无关或意外的有害反应，包括一般反应和异常反应。一般反应是指在预防接种后发生的、由疫苗本身所固有的特性引起的，对机体只造成一过性生理功能障碍的反应。异常反应是指合格的疫苗在实施规范接种过程中或者实施规范接种后造成受种者机体组织器官功能损害，相关各方均无过错的药品不良反应。

2. 疑似预防接种异常反应的报告

（1）报告范围：① 24h 内如过敏性休克、不伴休克的过敏反应（荨麻疹、斑丘疹、喉头水肿等）、中毒性休克综合征、晕厥、癔症等。② 5d 内如发热（腋温 ≥38.6℃）、血管性水肿、全身化脓性感染、接种部位发生的红肿（直径 >2.5cm）、硬结（直径 >2.5cm）、局部化脓性感染等。③ 15d 内如麻疹样或猩红热样红斑、过敏性紫癜、局部过敏性坏死反应、热性惊厥、癫痫、多发性神经炎、脑病、脑炎和脑膜炎等。④ 6 周内如血小板减少性紫癜、吉兰－巴雷综合征、疫苗相关性麻痹性脊髓灰质炎等。⑤ 3 个月内如臂丛神经炎、接种部位发生的无菌性脓肿等。⑥接种卡介苗后 1～12 个月，如淋巴结炎或淋巴管炎、骨髓炎、全身播散性卡介苗感染等。⑦其他，怀疑与预防接种有关的其他严重疑似预防接种异常反应。

（2）报告时限：发现疑似预防接种异常反应后，责任报告单位和责任人应在 48h 内向所在地的县级疾病预防控制机构报告；发现怀疑与预防接种有关的死亡、严重残疾、群体性疑似预防接种异常反应、对社会有重大影响的疑似预防接种异常反应时，责任报告单位和责任人在 2h 内以电话等最快方式向所在地县级卫生行政部门、药品监督管理部门报告；县级卫生行政部门和药品监督管理部门应在 2h 内向上一级卫生行政部门、药品监督管理部门报告。

3. 疑似预防接种异常反应的处理

（1）一般反应：主要表现为局部红肿和全身发热。①全身反应：接种灭活疫苗 24h 内或接种减毒活疫苗 6～10d 内，可能会出现发热，也可伴有头痛、头晕、乏力、全身不适等情况，一般持续 1～2d；个别受种者可出现恶心、呕吐、腹泻等胃肠道症状，一般以接种当天多见。处理：受种者发热在 37.5℃以下时，应加强观察，适当休息，多饮水，防止继发性疾病；如发热超过 37.5℃，或 37.5℃以下并伴有其他全身症状、异常哭闹等情况，应及时到医院诊治。②局部反应：接种注射型疫苗数小时至一天左右，少数受种者出现局部红肿伴疼痛，红肿直径一般在 30mm 以内，多在 24～48h 逐步消退。在接种卡介苗后 2 周左右，局部可出现红肿浸润，随后化脓，形成小溃疡，一般 8～12 周后结痂，通常不需处理，但要注意局部清洁，防止继发感染。处理：红肿和硬结直径小于 15mm 的局部反应，一般不需任何处理；红肿和硬结直径在 15～30mm 的局部反应，可用干净的毛巾热敷，每日数次，每次 10～15min，但接种卡介苗出现局部红肿不能热敷；红肿和硬结直径大于 30mm 的局部反应，应及时到医院就诊。

（2）异常反应：①过敏性休克。一般发生于注射接种后数秒、数分钟至 1h 内，病人表现为呼吸困难、缺氧、发绀、面色苍白、四肢冰冷、脉搏细弱、血压下降，呈昏迷状，如不及时抢救，会有生命危险。处理：迅速安置病人平卧、头部稍低、保持安静。立即皮下注射 1∶1 000 盐酸肾上腺素，并给予吸氧、保暖和其他抗过敏性休克的抢救措施，病情稍有好转时应立即转院进一步处理，或至少留观 12h，以防晚期过敏反应的出现。②晕厥。常在接种时或接种后几分钟内发生。轻者心慌、虚弱、轻度恶心、手足发麻等；稍重者面色苍白、恶心、呕吐、出冷汗、四肢厥冷；严重者面色更苍白、瞳孔缩小、呼吸缓慢、脉压降低、脉搏缓慢、肌肉松弛，并失去知觉，数秒或数分钟即可意识清楚，一般在短时间内可完全恢复，少数头晕、乏力症状持续 1～2d。处理：保持安静，去枕平卧，同时松解衣扣，注意保暖，口服温热水或热糖水，亦可针刺人中等穴位，短时间内即可恢复。经过上述处置后不见好转的，可按过敏性休克处理，必要时转院进一步处理。

预防接种的服务流程见图 2-3。

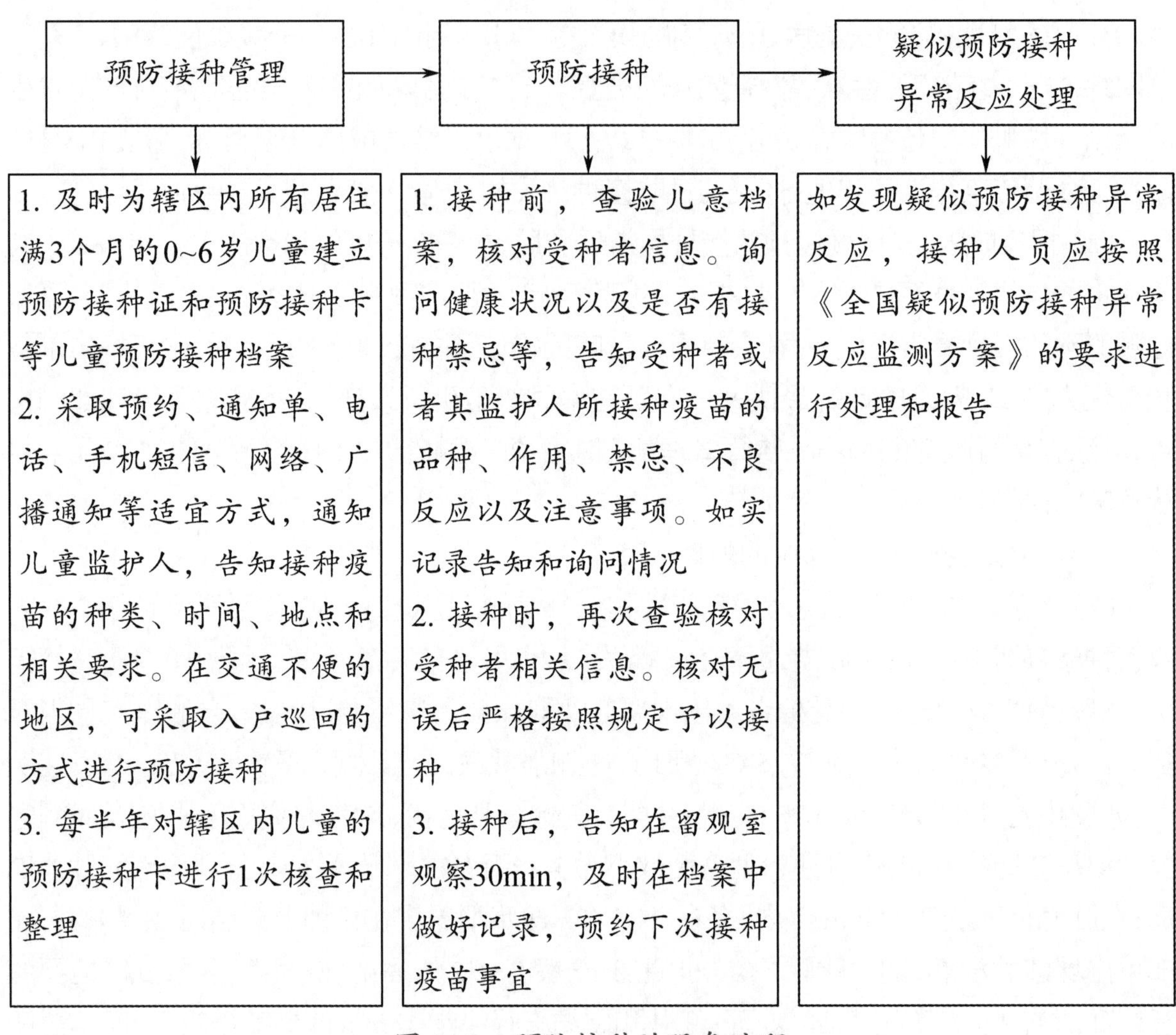

图 2-3　预防接种的服务流程

## 三、预防接种服务要求

1. 按照《疫苗流通和预防接种管理条例》《预防接种工作规范》《全国疑似预防接种异常反应监测方案》等相关规定，做好预防接种服务工作。

2. 接种单位的要求

（1）接种单位必须为区县级卫生健康行政部门指定的预防接种单位。

（2）配备《疫苗储存和运输管理规范》规定的冷藏设施、设备和冷藏保管制度。

（3）按照要求进行疫苗的领发和冷链管理，保证疫苗质量。

3. 预防接种人员的要求　预防接种人员应当具备执业医师、执业助理医师、执业护士或者乡村医生资格，经过县级或以上卫生健康行政部门组织的预防接种专业培训，考核合格后，持证上岗。

4. 及时发现和主动管理服务对象　基层医疗卫生机构应积极通过公安、乡镇/街道、村/居委会等多种渠道，利用提供其他医疗服务、发放宣传资料、入户排查等方式，向预防接种服务对象或监护人传播相关信息，主动做好辖区内服务对象的发现和管理。

5. 提供便利的接种服务　接种单位应根据预防接种需要，合理安排接种门诊开放频率、开放时间和预约服务的时间，方便受种群众。

## 四、预防接种工作指标

预防接种工作主要考核指标为建证率和某种疫苗接种率。

1. 建证率　基层医疗卫生机构应及时为辖区内所有0～6岁适龄儿童建立儿童预防接种档案。建证率是指某个年份的一整年所在辖区内已建立预防接种证人数占该年度本辖区内应建立预防接种证人数的百分比。

$$建证率=\frac{年度辖区内已建立预防接种证人数}{年度辖区内应建立预防接种证人数}\times 100\%$$

2. 某种疫苗接种率　是指某个年份的一整年所在辖区内某种疫苗实际接种人数占该年度本辖区该疫苗应接种人数的百分比。

$$某种疫苗接种率=\frac{年度辖区内某种疫苗实际接种人数}{年度辖区内某种疫苗应接种人数}\times 100\%$$

**本章小结**

本章的学习重点是社区护理的评估内容、社区健康教育的步骤、居民健康档案的管理服务要求、社区常用的统计学指标和预防接种服务内容。学习难点是社区护理诊断、社区健康教育诊断与计划的制订、居民健康档案的内容、流行病学研究方法与常用指标。学习过程中，要注意树立整体护理理念和社区护理程序的正确运用。

（杨芙蓉）

## 思考题

1. 简述社区护理程序的基本步骤。
2. 根据居民聚集层次，居民健康档案可分为哪几类？
3. 居民健康档案的建档方式有哪些？
4. 简述居民健康档案的建档流程。
5. 某社区60岁以上老年人高血压发病率较高，达到了51%，经调查主要原因包括长期高盐饮食、日常活动少等，请采用PSE方式开展三段式护理诊断陈述。
6. 某人得知好友因吸烟患上肺癌后，主动戒掉了吸烟的习惯，反映了健康信念模式中哪种因素对健康行为形成的影响？

7. 2012 年某社区某病的病人数有 1 200 人，同年新发该病病例数 300 人，同年因该病离世 75 人，社区同期平均人口数为 10 万。试计算该社区：

（1）2012 年该病的发病率。

（2）2012 年该病的患病率。

（3）2012 年该病的死亡率。

（4）2012 年该病的病死率。

8. 根据某社区卫生站辖区儿童预防接种建证、建卡及预防接种登记核查情况，辖区内有 1 名 10 月龄外地户籍儿童已暂住本区 3 个月余，未按免疫规划进行接种，有 2 名儿童在上次接种时没有进行预约。请问：

（1）对于 10 月龄外地户籍儿童，社区护士应该做什么？

（2）对于上次接种时没有进行预约的 2 名儿童，社区护士应该如何弥补？

（3）在接种疫苗时，遇到有预防接种禁忌而不能进行预防接种的受种者，护士应该如何处理？

# 第三章　环境与健康

03 章　数字资源

学习目标

1. 具有良好的环境保护意识。
2. **掌握**：环境污染的概念、环境污染对健康的危害、环境污染对健康危害的特点、行为生活方式与健康的关系。
3. **熟悉**：人类与环境的关系、原生环境中对健康的有害因素、环境保护措施、社会心理因素与健康的关系。
4. **了解**：环境的概念与分类、环境污染物的种类与来源、社会因素及卫生服务因素与健康的关系。
5. 学会指导社区居民开展环境保护活动。

环境是人类赖以生存和发展的物质基础，为人类的生存和发展提供了必要的条件，人类的健康与环境质量关系密切。为保护和促进健康，必须深入研究环境与健康的关系，充分利用环境中的有利因素，消除或控制不利因素。

## 第一节　环 境 概 述

### 一、环境的概念

环境（environment）是指环绕于地球上的人类空间以及其中直接或间接影响人类生存和发展的各种自然因素及社会因素的总和。根据组成要素，将环境分为自然环境和社会环境。

#### （一）自然环境

自然环境（natural environment）又称为物质环境，是环绕于人类周围的各种自然因素的总和，由各种物质因素组成，如空气、水、土壤、阳光、生物等，是人类和其他生物赖以生存和发展的物质基础。根据与人类活动的关系，将其分为原生环境和次生环境。

1. 原生环境（primary environment） 指自然环境中天然形成的、未受或少受人类活动影响的环境，如人迹罕至的高山荒漠、原始森林、冻原地区及大洋中心区等。

2. 次生环境（secondary environment） 指自然环境中受人类活动影响较多的环境，如种植园、人工湖、工业区、城市居民区等。

### （二）社会环境

社会环境（social environment）又称为非物质环境，是与自然环境相对的概念，是指人类生存及活动范围内的社会物质、精神条件的总和。广义包括整个社会经济文化体系，狭义仅指人类生活的直接环境。主要包括社会制度、经济发展、文化教育、心理因素、行为生活方式、医疗卫生服务等。

## 二、人类与环境的关系

人类与环境是不可分割的整体，在人类社会发展的漫长过程中，人类与环境形成了互相依存、互相影响又互相制约的辩证统一关系。

### （一）人类与环境之间的物质统一性

人类与环境之间最本质的联系是物质循环和能量流动。物质和能量交换的基本形式是新陈代谢。英国科学家汉密尔顿（Hamilton）研究发现，人体血液中的 60 多种化学元素与地壳岩石中各种化学元素的含量、分布规律呈现惊人的一致性（图 3-1）。这种相关性绝不是巧合，而是人类在地球上生存的漫长发展进程中，环境与人类之间不断进行物质循环的结果。

### （二）人类对环境的适应性

各种环境条件是不断变化的，不同地区、不同时期的人类环境各不相同。人类为了生存和发展需要进行自身的内部调节以适应环境。例如，在高原环境中，大气含氧量少，为了适应缺氧环境，人体通过增加呼吸量、加快血液循环、增加红细胞数量及血红蛋白含量等改变提高了机体的携氧能力，维持正常的生理活动。但是，人体对环境的适应能力有限，环境的异常变化如果大大超出了人的适应能力，就可使人体的某些组织器官发生结构或功能的改变，导致疾病甚至死亡，如严重的高原反应或高山病。

### （三）人类与环境作用的双向性

人类不但有较强的适应环境和保护自身免受侵犯的能力，而且有主动认识环境甚至按照主观愿望改造环境的能力。例如，改良土壤、驯化野生动物、建造舒适住宅等。这种改造环境的主观能动作用可能有利于人类的生存发展，也会可能造成环境污染，降低环境质量。同样，环境对人类健康的作用也有双向性，环境中的适量化学元素有益于人体健康，而过高、过低则可能导致疾病发生，如微量元素碘、氟等。

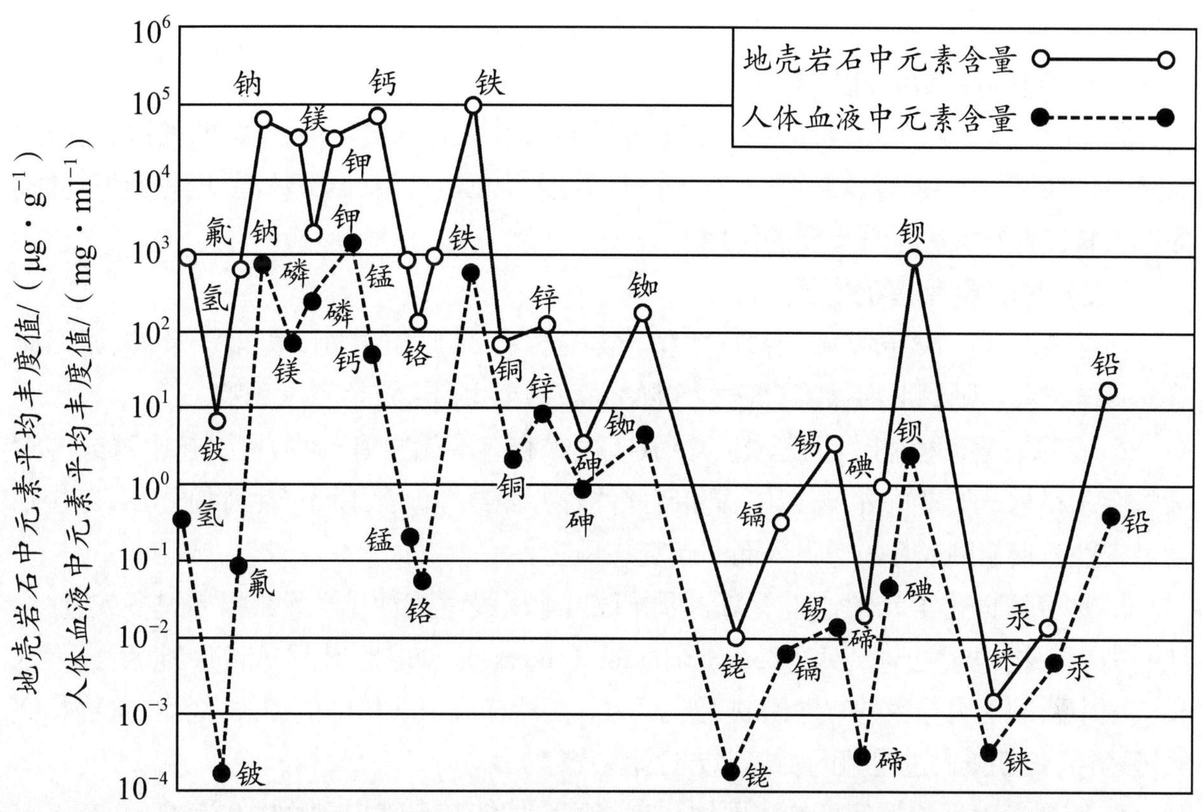


图 3-1　人体血液和地壳中化学元素含量的相关性

# 第二节　自然环境与健康

## 工作情景与任务

1986 年 4 月 26 日凌晨 1 点 23 分，切尔诺贝利核电厂的第四号反应堆发生了爆炸。连续的爆炸引发了大火并散发出大量高能辐射物质到大气层中，这些辐射尘涵盖了大面积区域。这次灾难释放出的辐射剂量是二战时期于广岛原子弹爆炸的 400 倍以上，导致 31 人当场死亡，上万人由于放射性物质远期影响而离世或染重病，至今仍有被放射线影响而导致畸形胎儿的出生。切尔诺贝利核事故被称作历史上最严重的核电事故。

**工作任务：**

1. 说出环境污染对健康的危害。
2. 说出核泄漏事件给我们的启示。

## 一、原生环境与健康

原生环境中存在着许多对人类健康有利的因素，同时也存在着对人类健康有害的因素。

### （一）对健康有利的因素

洁净而充足的水源、新鲜的空气、充沛的阳光、适宜的气候条件、良好的植被、秀丽的风光、必需的微量元素等，对控制人体生物节律、保持正常代谢、调节体温、增强免疫功能、促进生长发育等具有十分重要的作用。

### （二）对健康有害的因素

1. 自然灾害　气象灾害（台风、冰雹、沙尘暴等）、地质灾害（山体崩塌、滑坡、泥石流等）、海洋灾害（风暴潮、海啸等）等对人类的健康甚至生命会产生重大影响。

2. 有毒有害动植物　毒蛇、蝎子、蜘蛛、蜈蚣和有害昆虫等动物，可引起中毒或传播某些疾病；马钱子、夹竹桃、苦杏仁、蓖麻籽等植物，多数经口食用而产生毒副作用，有些则通过皮肤直接接触或呼吸道吸入而引起变态反应。

3. 地壳表面化学元素分布不均　可导致当地居民对某种化学元素摄入过多或过少，从而引起生物地球化学性疾病（biogeochemical disease）。如内陆山区或高原地区，由于水和土壤中碘缺乏可导致地方性碘缺乏性疾病。生活在高氟环境中的居民，经水、食物和空气等途径，长期摄入过量氟而引起地方性氟中毒。

4. 传播自然疫源性疾病的病原体　有些病原体能在自然界动物中生存繁殖，在一定条件下可传播给人，引起自然疫源性疾病，如鼠疫耶尔森菌、禽流感病毒、出血热病毒、埃博拉病毒等。

## 二、次生环境与健康

科学技术的进步和大规模的工、农业生产，在给人类带来巨大财富的同时，也将大量生产性有害物质和生活废弃物排放到环境中，严重污染空气、水、土壤等自然环境，威胁着人类的健康。

### （一）环境污染的概念

环境污染（environmental pollution）是指由于自然或人为的因素，使环境的组成或性质发生改变，扰乱和破坏了生态系统和人类的生活、生产环境，对人类及其他生物造成直接、间接或潜在的有害影响。严重的环境污染和环境破坏对公众和社会造成的危害称为公害。由公害而造成的地区性疾病称为公害病。

知识窗

#### 世界八大公害事件

20世纪30～60年代，随着化学、冶炼、汽车等工业的迅速发展，工业“三废”排放量急剧增加，环境污染和破坏事件频发，发生了8起震惊世界的公害事件：比利时马斯河谷烟

**雾事件、美国洛杉矶光化学烟雾事件、美国多诺拉烟雾事件、英国伦敦烟雾事件、日本水俣病事件、日本富山骨痛病事件、日本四日市哮喘病事件、日本米糠油事件。这些公害事件对人类生命和财产安全以及社会经济发展的正常秩序构成了严重威胁。**

### （二）环境污染物

进入环境并引起环境污染或环境破坏的物质称为环境污染物（environmental contaminant）。

1. 环境污染物的种类　按其性质可分为 3 大类。

（1）化学性污染物：包括有害气体、重金属、有机溶剂、有机化合物等。

（2）物理性污染物：包括噪声、振动、电磁辐射、电离辐射、非电离辐射以及光热污染等。

（3）生物性污染物：主要指各种病原微生物、寄生虫、有害动植物等。

2. 环境污染物的主要来源

（1）生产性污染：是环境污染物的主要来源，如工业“三废”（废气、废水、废渣）、农药、化肥等。

（2）生活性污染：指由居民生活中产生的垃圾、污水、粪尿（又称生活“三废”）、使用的杀虫剂、洗涤剂以及由家庭建筑装饰材料的释放物、烟草烟雾、烹调油烟等所导致的室内空气污染等。

（3）交通性污染：指汽车、火车、轮船、飞机等交通工具产生的尾气、噪声、振动和油污等。汽车尾气和噪声已经成为城市环境污染的重要来源。

（4）其他污染：广播电视信号发射塔、无线通信设备产生的电磁辐射，医疗卫生机构使用放射性元素产生的电离辐射，以及未经无害化处理的医疗垃圾和废水等。

### （三）环境污染对人类健康的影响

环境污染对人类健康的影响十分复杂，表现形式多样，既有对人类健康的急性、慢性的直接危害，也有通过影响环境介质而间接作用于机体的间接危害。

1. 直接危害　环境污染对人类健康的直接危害包括急性危害、慢性危害、远期危害和非特异危害。

（1）急性危害：指环境污染物短时间内大剂量进入环境，使暴露人群在短时间内出现不良反应、急性中毒甚至死亡的危害。如英国伦敦烟雾事件、美国洛杉矶光化学烟雾事件、印度博帕尔异氰酸甲酯泄漏事故、苏联切尔诺贝利核泄漏事故、日本福岛核泄漏事故等。

（2）慢性危害：指环境污染物小剂量、低浓度、长时间反复作用于人体所产生的危害。污染物在体内的物质蓄积或功能蓄积是产生慢性危害的根本原因。常见的慢性危害主要有以下两类：

1）持续性蓄积危害：有些污染物尽管在环境中浓度很低，但由于它们的生物半衰期长（如汞的生物半衰期为 72d，镉的生物半衰期为 13.7 年），长期暴露其中会导致体内持续性蓄积，从而对人体健康产生影响。如日本曾经发生的水俣病、骨痛病是慢性危害的典型案例。

2）慢性病：小剂量环境污染物长期作用于机体，可直接造成机体某些慢性疾病，如慢性阻塞性肺疾病，是大气污染物对机体微小损害的逐次累积的典型表现。

（3）远期危害：也称"三致"，即致突变、致畸、致癌，表现为潜伏期长、后果严重而深远。

1）致突变作用：环境中许多因素可诱发基因突变，如苯并 [a] 芘、苯、甲醛、铬、有机氯农药等。

2）致畸作用：突变发生在生殖细胞或发育期间的胚胎，可引起胎儿畸形，孕早期是致畸敏感期。典型案例是 20 世纪著名的沙利度胺（别名反应停）致胎儿"海豹肢畸形"的反应停事件。

3）致癌作用：突变发生在体细胞，可以致癌。对人体有明确致癌作用的化学因素有黄曲霉毒素 $B_1$、石棉、甲醛等；物理因素有放射线、紫外线等；生物因素有 EB 病毒等。

（4）非特异危害：环境污染物对人类健康的危害除表现为上述特异性作用外，还可表现为一系列非特异性危害，如表现为一般多发病的发病率增高、机体抵抗力下降、劳动能力降低、儿童生长发育受阻等。非特异危害的机制尚未完全阐明，可能与免疫功能降低有关，但也不能解释一切非特异危害现象。

2. 间接危害　环境污染对人类健康的间接影响和危害是多方面的。

（1）影响微小气候与太阳辐射：大气污染物中的烟尘能促使云雾的形成，从而吸收太阳的直射光与散射光，使到达地面的紫外线辐射减弱。如大气污染严重的地区，具有抗佝偻病和杀菌作用的紫外线被云雾吸收，导致儿童佝偻病的发病率较高以及以空气为传播媒介的传染病的发生和流行。

（2）温室效应：是指地球表面大气中的温室气体吸收地表长波辐射，使大气温度增加的现象。主要是由于现代化工业社会过多地燃烧煤炭、石油和天然气而排放出大量的二氧化碳进入大气造成的，如全球气候变暖，地球上各种病原体大量繁殖，传染病发病率增高；还可引起海平面上升、气候反常、土地干旱及沙漠化等，对人类的生存环境造成极大的影响。

（3）臭氧层空洞：臭氧层是地球上的一道天然屏障，能让太阳光中的可见光通过而吸收掉 99% 以上的有害紫外线辐射，使地球上的生命免遭伤害。当大量的氯氟烃类化合物（如制冷剂氟利昂）和氮氧化物（超音速飞机排放）等进入大气，造成臭氧层被破坏或减少，形成臭氧层空洞，此时该区域的紫外线辐射大大增强，从而导致机体免疫力的下降，皮肤癌、白内障等疾病的发病率增高。

（4）形成酸雨：主要是由上升的大气污染物氮氧化合物、二氧化硫等与大气中的水分在光照或其他条件下反应形成的。通常是指 $pH<5.6$ 的降水，我国的酸雨主要是因大量燃烧含硫量高的煤所致，机动车排放的尾气也是形成酸雨的重要原因。酸雨可导致土壤

酸化，增加土壤中重金属的溶解度，加速其向农作物迁移；可影响动植物的生长；可腐蚀建筑物而缩短其使用寿命；还可侵入人体肺部，诱发肺水肿或导致死亡，或通过食物链进入人体诱发癌症和阿尔茨海默病等。

### （四）环境污染对人体健康影响的特点

1. 广泛性　环境污染物作用于被污染地区的整个人群，包括老、弱、病、幼甚至胎儿。环境污染物波及的范围广，可使空气、水、土壤、食物等均受到污染，也可能跨越地界和国界。

2. 长期性　污染物进入环境后，受到空气、水体的稀释，一般浓度较低，须长期作用于人体才能造成危害，短期内不易被发现，导致作用时间长且多以慢性或远期危害为主，对人群健康的威胁更大。

3. 复杂性　环境污染物种类繁多，性质各异，对人体的影响既可以单独发生，又可以产生联合效应，如相加作用、协同作用及拮抗作用。

4. 多样性　环境污染物对健康的危害多种多样，既可有局部作用，又可有全身作用；既可有特异性作用，又可有非特异性作用，甚至可产生远期危害。

### （五）环境保护措施

1. 加强环境保护知识宣传教育，增强环境保护意识。环境保护是我国的一项基本国策，关系到广大人民的健康和造福子孙后代。环保宣传教育能帮助人们树立正确的环保道德和伦理，能为环保法律的有效实施提供必不可少的道德基础。要做好环境保护工作，仅仅依靠政府是很难作出成效的，环保关系着每个人的切身利益。增强公众的环保意识，争取公众对环保的支持与参与，是解决目前环保问题的一项有效途径。

2. 完善环境保护的法律和法规，强化环境管理和监督，依法保护环境。卫生法规是环境保护的行政管理和立法依据。我国先后颁布了《环境空气质量标准》《中华人民共和国大气污染防治法》《污水综合排放标准》等，实施经济效益、社会效益和环境效益统一的环境保护战略方针。卫生部门应根据卫生法规和卫生标准，开展预防性卫生监督，以防止产生新的环境污染，保证各项工程建设符合国家卫生法规并达到卫生学要求。

3. 合理安排环境规划措施，综合利用环境。污染程度受地区的能源结构、工业结构及布局、人口密度、地形气象等自然因素和社会因素所影响。因此其防治具有区域性、整体性和综合性的特点。为了有效地防治环境污染，必须采取多方面的综合措施，因地制宜，采取规划措施，充分利用环境的自净作用和植被净化能力，降低环境中污染物的浓度。

4. 采用先进技术措施预防环境污染。

（1）改革生产工艺，实行清洁生产。

（2）加强工业生产管理，合理利用能源与资源。

（3）严格排放标准，废弃物净化处理。

（4）发展生态农业，预防农业污染。

（5）减少噪声污染，控制生活污染。

知识窗

**"两山"理论**

"绿水青山就是金山银山"的生态环保理念是2005年8月首次提出的，即"两山"理论。"两山"理论包含着"既要绿水青山，也要金山银山""绿水青山和金山银山决不是对立的""绿水青山就是金山银山"3个层次，从不同角度诠释了经济发展与环境保护之间的辩证统一关系，回答了什么是生态文明、怎样建设生态文明等一系列重大理论和实践问题，贯穿着唯物辩证法的哲学思想，为建设美丽中国提供了科学指南。

# 第三节　社会环境与健康

工作情景与任务

王先生，性格好强，在某公司任销售经理。为了谈成生意，宴请客户时易喝酒过量。2年前，一次应酬后因醉酒住进医院，B超显示酒精性脂肪肝。医生告诫其必须戒酒，为此王先生在家休养1个月，休养期间未饮酒。上班后，面对工作他又端起了酒杯。1年后王先生因醉酒再次住院，诊断为酒精性肝硬化并发腹水。身体状况急剧下降，因长时间不能上班，家庭经济与心理压力剧增，面对今后的人生，王先生不知所措。

**工作任务：**

1. 说出避免发生与王先生类似经历的措施。
2. 对王先生进行健康教育。

社会环境不仅直接影响人类的健康，而且还通过影响自然环境和人的心理环境间接影响人类的健康。因此，深入探讨社会环境与健康的关系，对控制和预防疾病，提高人类健康水平有重要的意义。

## 一、社会因素与健康

人类生活在社会环境中，社会因素对于人类的健康与疾病起着主导作用。与健康关系较为密切的社会因素主要有社会制度、经济发展、文化教育、人口发展等。

### （一）社会制度与健康

社会制度对人群健康水平的影响是显而易见的。首先，社会政治制度对卫生政策影响最大，起决定性作用。如中国尽管是发展中国家，但因有优越的社会主义政治制度使得居民健康水平达到或接近世界发达国家水平。其次，合理的分配制度有利于人群健康。英国诺丁汉大学的理查德·威尔金森（Richard Wilkinson）以及约克大学的凯特·皮克特（Kate Pickett）在《社会水平尺——为什么社会越平等越好》中指出收入分配制度平等的国家居民健康状况更高；贫富差距悬殊的国家居民即使经济发展，也不见得有很好的健康水平。第三，社会制度对人的行为有广泛的导向和调适作用，通过提倡（如接种疫苗）或禁止（如吸毒、吸烟）某些行为，从而保持和促进社会协调发展，促进人群的健康。

### （二）经济发展与健康

经济发展与人群健康存在着互相促进、互相制约的关系。

1. 经济发展对健康的促进作用　经济发展是提高人群健康水平的根本保证。经济发展促进人类物质生活条件和卫生状况的改善，有利于增加卫生投入，促进医疗卫生事业的发展。同时，经济发展提高了人们受教育的水平，进而提高接受卫生保健知识、开展自我保健活动的能力。2015 年世界人口的平均寿命为 71.60 岁，高收入国家为 79.28 岁，中上收入国家为 74.83 岁，中下收入国家为 67.48 岁，低收入国家为 61.80 岁。国家统计局数据表示我国人口平均预期寿命不仅明显高于世界平均水平，也超过了中上收入国家。这是社会制度的优越与经济的发展带来的生活水平与医疗水平提高的结果。2020 年我国人口平均寿命为 77 岁。

2. 经济发展对健康的制约作用　经济发展在促进健康水平提高的同时，也给健康带来了负面影响，如环境污染已成为影响人类健康的重要因素；不良饮食习惯、缺乏运动等不良的行为和生活方式越来越普遍，导致冠心病、原发性高血压、糖尿病、恶性肿瘤等慢性病的患病率明显上升；人口流动增加、社会竞争日趋激烈、生活节奏加快、工作紧张、人际关系复杂、应激事件增加，使心身疾病、精神疾病、自杀现象也明显增多。

### （三）文化教育与健康

文化分为智能文化、规范文化和思想文化，主要通过影响人类的生活环境、行为生活方式、心理过程作用于人类健康。教育是传播文化的一种方式，我们更多地研究教育对健康的影响。教育是人社会化的重要手段，教育影响人们对行为和生活方式的选择，对卫生服务的利用以及自我保健能力的提高。一般来说，受过良好教育的人，接受卫生知识多，往往比较注重自我保健，有良好的行为生活方式，健康水平相对较高。

### （四）人口发展与健康

人口是通过经济发展和卫生保健而影响健康的重要因素。根据经济学家估计，社会人口每增长 1%，就要消耗国民生产总值 4%。人口数量过多、密度过大、增长速度过快，结构不合理、整体素质不高均可导致教育、医疗资源不足，加重社会负担、环境污染，严重影响社会经济的发展等，不仅影响人们的生活水平和健康水平，而且还影响人类社会的可持续发展。

## 二、社会心理因素与健康

社会心理因素亦称为心理因素，在社会环境中普遍存在的、能使人产生心理应激，从而影响健康。与健康关系比较密切的心理因素主要有情绪、性格及生活事件。

### （一）情绪与健康

1. 情绪的概念　情绪是人对客观事物是否符合自己的需要而产生的态度体验。积极、愉快的体验称为正性情绪，如高兴、兴奋、愉快、激动等；消极、不愉快的体验称为负性情绪，如痛苦、焦虑、紧张、抑郁、烦躁、愤怒等。

2. 情绪对健康的作用

（1）负性情绪对健康的一般影响：负性情绪既可以导致整体健康水平的降低，也与各种疾病的发生相关。有学者认为，不适当地表达自己的愤怒情绪是高血压和冠心病的发病原因之一，抑制自己的愤怒情绪也是某些恶性肿瘤的危险因素。

（2）负性情绪对健康的特殊影响：大量研究表明，愤怒和敌意是导致死亡的重要的、独立的危险因素之一。有关冠心病的研究发现，控制了已知的危险因素（如高血压、吸烟、高血脂等），敌意、愤怒与冠心病的发生、发展和转归仍然有统计学意义的关系。抑郁情绪与自杀行为的关系得到了广泛的证实。焦虑情绪常常以躯体症状的形式表现出来，临床上所见的慢性疼痛、心慌、心悸、出汗、手抖、心率加快、呼吸困难、尿急、尿频、尿痛等病症在很多情况下由焦虑情绪所致。

（3）情绪对健康的保护作用：高水平的正性情绪有利于个体获得社会支持，有利于负性情绪的释放和缓解，从而对健康起保护作用。其中乐观情绪是健康的保护因素，乐观者比悲观者体验到更多的正性情绪。研究表明，与悲观者比较，乐观者的寿命更长、更健康，生活质量更高。

### （二）性格与健康

性格是指个体在社会生活中形成的稳定的态度及与之相适应的习惯化了的行为方式。医学研究证明人的性格与某些疾病的关系较为密切。

1. A型性格　20世纪50年代，美国心脏病学家弗里德曼（Friedman）、罗斯曼（Roseman）等提出A型性格模型。他们在仔细研究大量冠心病病人后发现，病人易发怒（anger），这个英文单词的第一个字母为A，称这种性格为A型性格，即争强好胜型，其特征为个性倔强、求胜心切、时间观念强、易冲动、执着追求、人际关系紧张。这类人长期处于应激状态，交感神经兴奋，容易促发高血压、高血脂。流行病学调查表明：A型性格的人冠心病的发病率是B型性格的2倍，复发率为5倍，死亡率为4倍。现今A型性格已被确认为是引发冠心病的危险因素之一，也是高血压发病的重要原因之一。

2. B型性格　即随遇而安型，是与A型性格相反的一种类型。其特征为遇事不急躁，无时间紧迫感，满足现状，知足常乐，有耐心，待人随和，宽容大度，较其他型性格更为健康。

3. C 型性格　C 型性格是一种与癌症发生有关的性格，取英文单词癌症（cancer）的第一个字母 C。其特征为过分忍让、回避矛盾、好生闷气。国内研究表明，C 型性格的人宫颈癌的发病率比其他人高 3 倍，患胃癌、肝癌等消化系统肿瘤的危险性更高。这是因为它能影响人体内环境的平衡，从而破坏免疫系统的监视功能，减弱人体的抵抗力，使人易患上癌症。

### （三）生活事件与健康

生活事件是指人们在日常生活中遇到的各种各样的社会生活的变动。研究表明生活事件是造成心理应激进而损害健康的主要心理社会应激源。1973 年美国心理学家霍姆斯（Holmes）等编制的社会再适应评定量表，又称紧张性生活事件心理应激评定量表，并以生活变化单位（LCU）为指标加以评分。霍姆斯等指出若个体 LCU 一年内累计超过 300，则预示今后 2 年内将有重大疾病，来年患病的可能性达到 80%。

1987 年我国精神病学家张明园教授等参考了 Holmes 和 Dorenwend 及国内郑延平教授、杨德森教授等编制的量表与调查表，编制了生活事件量表（LES）（表 3-1）。LES 共 65 个项目，包括职业、学习、婚姻和恋爱、家庭和子女、经济、司法、人际关系等方面常见的生活事件，其中评分前 3 位的生活事件分别是配偶死亡、子女死亡和父母死亡。

表 3-1　中国正常人生活事件量表

| 序号 | 生活事件 | LCU | 序号 | 生活事件 | LCU |
|---|---|---|---|---|---|
| 1 | 配偶死亡 | 110 | 17 | 婚外性行为 | 48 |
| 2 | 子女死亡 | 102 | 18 | 大量贷款 | 48 |
| 3 | 父母死亡 | 96 | 19 | 突出成绩荣誉 | 47 |
| 4 | 离婚 | 65 | 20 | 恢复政治名誉 | 45 |
| 5 | 父母离婚 | 62 | 21 | 重病外伤 | 43 |
| 6 | 父母分居 | 65 | 22 | 严重差错事故 | 42 |
| 7 | 子女出生 | 58 | 23 | 开始恋爱 | 41 |
| 8 | 下岗 | 57 | 24 | 复婚 | 40 |
| 9 | 刑事处分 | 57 | 25 | 子女学习困难 | 40 |
| 10 | 亲属死亡 | 53 | 26 | 子女就业 | 40 |
| 11 | 家属受伤或疾病 | 52 | 27 | 行政纪律处分 | 40 |
| 12 | 政治性打击 | 51 | 28 | 怀孕 | 39 |
| 13 | 结婚 | 50 | 29 | 升学、就业受挫 | 39 |
| 14 | 子女行为不端 | 50 | 30 | 晋升 | 39 |
| 15 | 家属刑事处分 | 50 | 31 | 入党、入团 | 39 |
| 16 | 失恋 | 48 | 32 | 子女结婚 | 38 |

续表

| 序号 | 生活事件 | LCU | 序号 | 生活事件 | LCU |
|---|---|---|---|---|---|
| 33 | 性生活障碍 | 37 | 50 | 少量贷款 | 27 |
| 34 | 免去职务 | 37 | 51 | 工作变动 | 26 |
| 35 | 家属行政处分 | 36 | 52 | 退休 | 26 |
| 36 | 名誉损失 | 36 | 53 | 流产 | 25 |
| 37 | 中额贷款 | 36 | 54 | 家庭成员纠纷 | 25 |
| 38 | 财产损失 | 36 | 55 | 学习困难 | 25 |
| 39 | 退学 | 35 | 56 | 入学或就业 | 24 |
| 40 | 法律纠纷 | 34 | 57 | 和上级发生冲突 | 24 |
| 41 | 好友亡故 | 34 | 58 | 参军、复员 | 23 |
| 42 | 收入显著增减 | 34 | 59 | 业余培训 | 20 |
| 43 | 遗失贵重物品 | 33 | 60 | 受惊 | 20 |
| 44 | 夫妻严重争执 | 32 | 61 | 家庭成员外迁 | 19 |
| 45 | 留级 | 32 | 62 | 同事不和睦 | 18 |
| 46 | 领养子女 | 31 | 63 | 邻里纠纷 | 18 |
| 47 | 搬家 | 31 | 64 | 睡眠重大改变 | 17 |
| 48 | 工作量显著增加 | 30 | 65 | 暂去外地 | 16 |
| 49 | 好友决裂 | 30 | | | |

## 三、行为和生活方式与健康

不良生活方式和有害健康的行为已成为当今危害人们健康导致疾病及死亡的主因。WHO 科学研究证实，改变人们的行为和生活方式，可以减少 60% 以上疾病的发生。WHO 倡导健康的行为和生活方式，主要包括合理膳食、适量运动、戒烟限酒、心理平衡和充足睡眠等。

### （一）吸烟与健康

吸烟是肺癌、慢性呼吸系统疾病、冠心病、脑卒中等多种疾病发病和死亡的主要危险因素，同时，也给公众健康和国民经济的发展带来巨大影响。《中国居民营养与慢性病状况报告（2020 年）》显示：我国现有吸烟人数超过 3 亿，15 岁以上人群吸烟率为 26.6%，其中男性吸烟率高达 50.5%，中国 15 岁以上非吸烟者二手烟暴露率为 68.1%。《中国吸烟危害健康报告 2020》显示：我国每年因吸烟相关疾病所致死亡人数超过 100 万，如不采取有效行动，预计到 2030 年将增至 200 万人，到 2050 年增至每年 300 万人，同时每年因二手烟暴露导致的死亡人数超过10万。吸烟者与不吸烟者相比，平均寿命约减少10年。WHO明确指出控制吸烟，比任何预防性药物更能改善人的健康、延长人的寿命。

每年的5月31日是世界无烟日，开展无烟日活动旨在提醒世人吸烟有害健康，呼吁全世界吸烟者主动放弃吸烟，号召所有烟草生产者、销售者和整个国际社会一起行动，投身到反吸烟运动中去，为人类创造一个无烟草的环境。

### （二）酗酒与健康

酗酒可致酒精中毒、肝损害、消化系统疾病、心血管系统疾病等躯体性疾病，还可导致心理社会问题，如酒精依赖、抑郁、自杀、家庭暴力、打架斗殴、交通肇事等，严重影响了自身健康、家庭幸福及社会和谐稳定。《中国居民营养与慢性病状况报告（2020年）》显示：我国18岁及以上饮酒者有害饮酒率为8.6%，其中男性为10.7%。控制有害饮酒有助于降低肝脏疾病、胰腺疾病、心脑血管疾病、癌症等的发病风险。

自2011年5月1日起，《中华人民共和国刑法修正案（八）》正式实施，醉酒驾驶机动车作为危险驾驶罪追究驾驶人刑事责任。醉酒后驾车是指车辆驾驶人员血液中的酒精含量大于或等于80mg/100ml的驾驶行为。

### （三）药物滥用与健康

药物滥用是国际上对吸毒行为的通用术语，指与公认医疗实践的需要无关的反复、大量使用具有依赖特性或潜力的药物，导致成瘾性、出现精神错乱和其他异常行为。药物滥用导致的药物成瘾包括精神依赖和躯体依赖。精神依赖又称心理依赖，是药物使人产生一种心满意足的愉快感觉，因而需要定期或连续使用它，以保持那种舒适感或者为了避免不舒服。躯体依赖是由于长期、反复使用某些药物后，病人对应用这类药物产生了一种舒适感（欣快感），因而有继续要求使用的欲望。一旦停药，可出现戒断症状，如头晕、头痛、恶心、呕吐、疲乏、无力、流涎、出汗、失眠、震颤、激动等。病人由于难以忍受这些戒断症状而不能自控，有的甚至采取不法手段以图获取相应药物，乃至发生意志消沉、人格丧失以及行为异常等。孕妇滥用药物会对子代造成严重的危害，包括发育缺陷、生长迟缓、神经系统发育不良、死亡等。由于吸毒者常共用被污染的注射器，极易造成传染病的传播流行，如乙型肝炎和艾滋病等。

知识窗

#### 国际禁毒日

1987年6月12—26日，在奥地利首都维也纳举行了联合国部长级禁毒国际会议，有138个国家的3 000多名代表参加了这次国际禁毒会议。这次会议通过了《管制麻醉品滥用今后活动的综合性多学科纲要》，提出了“爱生命、不吸毒”的口号。与会代表一致通过决议，将每年的6月26日定为“国际禁毒日”。从1992年起，国际禁毒日每年都有一个主题活动，以达到国际社会关注和共同参与的目的。

### （四）不良饮食习惯与健康

不良饮食习惯包括暴饮暴食，挑食偏食，嗜好烧烤、烟熏、腌制等加工食品，高盐、高脂膳食［《中国居民营养与慢性病状况报告（2020年）》显示：我国人均盐摄入量为9.3g/d，脂肪摄入量为79.1g/d］，不吃早餐，晚餐量过多，饮水不足等，容易导致许多疾病，尤其是心脑血管疾病、恶性肿瘤等慢性病的发生。

开展健康教育倡导合理膳食，既有利于人类摄取食物中的各类营养素，保证机体正常生长发育，也避免营养不良性疾病或营养过剩性疾病。

### （五）缺乏体育锻炼与健康

运动减少与静态生活方式是导致许多慢性病的主要危险因素。《中国居民营养与慢性病状况报告（2020年）》显示：中国6～17岁儿童、青少年的身体活动不足率为86.0%。中国18岁及以上居民身体活动不足率为22.3%。缺乏运动容易引起许多疾病如慢性病、呼吸短促、肥胖、消化不良、肌肉虚弱与萎缩，还会加速衰老等。经常参加适度的体育锻炼，可增强机体的携氧能力，促进机体的新陈代谢，有利于增强心血管、呼吸、消化等系统的功能，增强机体的抗病能力，延缓衰老，使人保持良好的精神状态。每年8月8日是我国的全民健身日，旨在倡导人民群众更广泛地参加体育健身运动。

## 四、医疗卫生服务与健康

医疗卫生服务是指卫生系统借助一定的卫生资源，向居民提供的医疗、预防、保健、康复等各种活动的总称。医疗卫生服务的优劣与人群健康的关系密切。

1. 卫生资源分配与利用　由于各国社会制度和经济发展不同，在卫生资源的拥有、分配和利用上的差别很大。目前，卫生资源分配与利用的不合理现象普遍存在，发展中国家尤其明显。我国目前存在大城市、大型医疗卫生机构过度集中优质卫生资源，而社区卫生服务机构数量少、卫生人才缺乏且流失严重等现象，“看病难、看病贵、住院难”的问题依然存在，还未真正形成“首诊在社区、小病进社区、大病到医院、康复回社区”的就医格局。

2. 医疗保障制度　是指一个国家或地区按照保险原则为解决居民防病、治病问题而筹集、分配和使用的医疗保险基金的制度。我国医疗保障制度根据享受对象的不同，分为城镇职工基本医疗保险制度、城镇居民基本医疗保险制度和新型农村合作医疗保险制度，已经基本达到全民覆盖。

**本章小结**

本章的学习重点是环境污染的概念、环境污染对健康的危害、环境污染对健康危害的特点、行为生活方式与健康的关系。学习难点是人类与环境的关系、原生环境中对健康的有害因素、环境保护具体措施、社会心理因素与健康的影响。学习过程中，要注意从环境污染对健康危害的特点分析环境污染对健康的危害；从社会因素、心理因素、行为与生活方式等因素引发对人类健康问题的探讨及预防和控制疾病，从而提高人类健康水平。

（李　芬）

## 思考题

1. 洛杉矶位于美国西南海岸，早期这里仅仅是一个牧区的小村，加利福尼亚金矿发现后，人口剧增，很快成为名闻遐迩的大城市，单是汽车就增加了数百万辆。于是，这个依山傍水、阳光明媚的城市变成了拥挤不堪的汽车城。1943 年 5—8 月在强烈阳光的照射下，城市上空常常出现弥漫天空的浅蓝色烟雾，致使整座城市变得浑浊不清。后来甚至远离城市 100km 以外的海拔 2 000m 高山上的大片松林也因此枯死，柑橘减产。请问：

（1）光化学烟雾事件是什么原因造成的？

（2）光化学烟雾事件对人类有什么启示？

2. 小红，女，就读某市最好的高中。初中时成绩优异，是父母及老师心中的骄傲。升入高中后，在强手如林的年级考试当中成绩仍保持在年级前二十名，平素学习刻苦认真，性格好强，因害怕成绩被别人追上，放弃了许多娱乐、休息时间，一心扑在学习上。由于过分关注自己的成绩，导致高度紧张、心率快、失眠等症状出现，向父母与老师求助。请问：

（1）小红发病的主要原因是什么？

（2）给我们的启示是什么？

3. 对某大学一年级新生的生活习惯进行调查，发现只有 10% 的同学每周有固定的锻炼时间，68% 的同学几乎不锻炼；被调查者中只有 25% 有规律、按照营养要求吃早餐；女生吸烟率为 2.5%，男生吸烟率为 39.5%。请问：

（1）该校大学生不良生活方式主要有哪些？

（2）给我们什么启示？

# 第四章 社区家庭护理

04 章 数字资源

学习目标

1. 具有良好的护理人文关爱意识。
2. **掌握**:家庭对健康的影响、家庭健康评估内容、家庭访视的程序、社区护士在家庭护理中的作用。
3. **熟悉**:家庭的类型、功能、结构;家庭评估的工具;家访的注意事项;居家护理的目的;居家护理的特点及家庭生活周期与护理。
4. **了解**:家庭、家庭访视、居家护理的概念及居家护理相关理论。
5. 学会正确进行家庭访视。

家庭是社区的基本单位,家庭健康对个人生理、心理健康产生直接影响,同时,家庭健康又影响社区的整体健康水平。社区健康、家庭健康、个人健康既紧密相连又相互作用。因此,以家庭为单位的护理是社区护理的重要内容,维护和促进家庭健康是社区护理的重要工作。

## 第一节 家 庭 概 述

### 一、家庭的概念

家庭(family)的概念受历史环境、民族文化、社会时代的影响,不同国家、民族对家庭有不同的认识,主要有狭义和广义之分。狭义的家庭即传统意义上的家庭,是指具有婚姻、血缘或领养关系的人组成的生活组织形式。广义的家庭即现代意义上的家庭,是指由一个或多个成员组成,具有血缘、婚姻、情感、供养关系并彼此依赖、共同生活的场所。

## 二、家庭的类型

家庭的类型主要指家庭不同的人口结构，我国常见的家庭类型有以下几种：

1. 核心家庭　是指由夫妇及其婚生或领养的未婚子女组成的家庭。核心家庭是最基本，也是最主要的家庭类型，其特点是人员少、规模小、关系单纯、结构简单，家庭内只有一个权力和活动中心，家庭成员间容易沟通、相处。

2. 主干家庭　又称直系家庭，是核心家庭的纵向延伸。是指由父母、已婚子女及第三代人组成的家庭。在我国，主干家庭曾为主要家庭类型，但随着社会的发展，此家庭类型已不再占据主导地位。主干家庭特点是家庭内不仅有一个主要的权力和活动中心，还有一个权力和活动的次中心存在。

3. 联合家庭　又称旁系家庭或复式家庭，是核心家庭的横向延伸。是指由两对或两对以上同代夫妇及其未婚子女组成的家庭。其特征是人口众多，关系复杂，一般存在一个主要的权力和活动中心，几个权力和活动的次中心，一般较难作出一致决定。

4. 特殊家庭　指一些不完整的家庭。如单亲家庭、同居家庭、重组家庭、同性恋家庭等。此类家庭的结构不完整或不稳定，可能发生或诱发各种健康问题。

## 三、家庭功能与结构

### （一）家庭功能

家庭功能（family function）是指家庭在社会生活中所发挥的有效作用。家庭具有满足家庭成员和社会最基本需要的功能，包括生理、心理、教育、健康等。主要表现在以下方面：

1. 情感功能　情感是形成和维持家庭的重要基础，家庭成员之间相互理解、关心、支持，可满足爱与被爱的需求，使每一位家庭成员都有安全感和归属感。

2. 生育功能　孕育子女、繁衍后代是家庭特有的功能，也满足人们性生理需求。

3. 健康照顾功能　促进和维护成员的健康是家庭的基本功能。家庭不仅有保护、促进成员健康的功能，更有在成员患病时提供各种所需照顾和支持的功能。

4. 社会化功能　家庭具有培养子女，使其成为合格的社会成员的社会化功能。在日常生活中家庭向其成员传授生活技能，树立生活目标，引导社会行为规范，使其承担社会角色赋予的相应责任和义务。

5. 经济功能　家庭是自给自足的自然经济单元，也是社会最基本的消费单位，可以满足家庭成员的生理、生活、医疗保健、健康促进等方面的需求。

### （二）家庭结构

家庭结构是指家庭成员之间的关系，影响着家庭经济、家庭资源、家庭关系、家庭功能以及健康状况等，家庭结构类型包括家庭权力结构、家庭沟通结构、家庭角色结构和家庭价值观结构。

1. 家庭权力结构　是指一个家庭权利中心影响其他家庭成员的能力，对家庭决策有重大影响。常见的家庭权力结构主要有：

（1）传统型：权威来自传统文化。在男性主导的社会，通常认为父亲为一家之主，因此家庭成员均认可其权威性，而不考虑其社会地位、经济收入、能力、职业、健康等因素。

（2）工具型：权威来自经济能力。一般是家庭经济支柱、负责供养家庭的人就是家庭的权威人物。家庭中任何成员只要具备经济实力，都有可能成为决策者。

（3）分享型：权威来自权力平等。家庭的所有成员共同分享权力，共同协商作出决定。

（4）情感型：权威来自情感维系。一般是家庭感情生活中起决定作用的成员担任决策者，其他成员因对他/她的感情而承认其权威性。

2. 家庭沟通结构　是指家庭成员之间在情感、需求、信息等方面的交流过程，最能反映家庭成员之间的相互关系。家庭成员之间良好的沟通，有助于家庭成员的心理健康以及家庭功能的良好发挥。

3. 家庭角色结构　是指家庭成员在家庭中所占有的特定地位，反映其在家庭中与其他家庭成员之间的关系，也代表其在家庭中应该履行的职责与义务。如父亲、母亲、丈夫、妻子、子女等角色。

4. 家庭价值观结构　是指家庭成员在家庭活动中的行为准则以及其生活的思想、信念和态度。家庭价值观主要取决于家庭的文化背景，宗教信仰以及核心权力人员的人生观、价值观。家庭价值观影响家庭的生活方式、健康观念以及健康行为等。

## 四、家庭资源与家庭危机

### （一）家庭资源

维持家庭基本功能，应付家庭压力所必需的物质和精神上的支持称为家庭资源。家庭资源可分为家庭内资源和家庭外资源。

1. 家庭内资源

（1）经济支持：家庭对其成员提供的各种金钱、财物的支持。

（2）社会支持：家庭对其成员名誉、地位、权利的维护和支持。

（3）情感支持：家庭对其成员的关怀及精神支持，满足家人情感需要。

（4）疾病治疗支持：家人提供及安排医疗照顾。

（5）健康照顾支持：家人提供医疗信息和建议及家庭内部的健康教育。

（6）居住环境支持：家庭住所或设施的改变，以适应患病成员需求。

2. 家庭外资源

（1）文化资源：文化、传统习俗、教育等方面的支持。

（2）社会资源：亲友及社会团体的关怀与支持。

（3）宗教资源：宗教信仰、宗教团体的支持。

### （二）家庭危机

当家庭对于来自家庭内外压力（包括丧偶、离婚、患病、生活环境改变，退休、失业、家庭新成员增加等），不能通过调节恢复到原来的平衡状态或达到一个新的平衡，家庭容易陷入危机。常见的家庭危机可分为 4 类。

1. 意外事件引发的危机　这是由家庭外部的作用引起的，一般无法预料的危机，如意外死亡、火灾、住所被毁灭、遭绑架等。

2. 家庭发展伴随的危机　此类危机是由家庭生活周期各阶段特有的变化所引发的，具有可预见的特点，如结婚、生子、孩子入学、退休和丧偶等。

3. 与照顾有关的危机　家庭因某些原因而长期依赖外部力量，一旦家庭想要摆脱依赖，或外部力量发生改变，而家庭并没有做好准备，常会发生危机。

4. 家庭结构本身造成的危机　这类危机源于家庭内在结构，可以造成家庭矛盾的突变与恶化。常见于暴力家庭、酗酒家庭，或通过自杀、离家出走来应付普通压力的家庭。

## 五、家庭生活周期

家庭生活周期（family life cycle）是指家庭遵循社会与自然的规律所经历的产生、发展和消亡的过程。家庭生活周期一般是从夫妻组建家庭开始，到孩子出生、成长、工作、结婚、独立组建新的家庭、夫妻退休、相继去世。杜瓦尔（Duvall）认为家庭生活周期主要分为 8 个阶段，每个阶段都有特定的、不同的角色和责任。家庭必须妥善处理好这些关系，以便顺利度过每个阶段，否则在家庭成员中会产生相应的健康问题（表 4-1）。

表 4-1　Duvall 家庭生活周期

| 阶段 | 定义 | 发展任务 |
| --- | --- | --- |
| 新婚期 | 夫妻结合（无子女） | 建立双方满意的关系，计划生育和性生活协调 |
| 生产期 | 生育子女（最大孩子 0～30 个月） | 调整进入父母角色，应对照顾孩子和经济方面的压力，母亲产后恢复 |
| 学龄前期 | 学龄前儿童（最大孩子 2.5～6 岁） | 抚养孩子，注重孩子的身心发展与安全防护 |
| 学龄期 | 学龄儿童（最大孩子 6～13 岁） | 教育孩子，注重孩子的社会化成长 |
| 青少年期 | 青少年（最大孩子 13～20 岁） | 教育与沟通；社会化问题；异性交往与性教育 |

续表

| 阶段 | 定义 | 发展任务 |
| --- | --- | --- |
| 年轻人期 | 孩子社会自立(最大至最小的孩子离家) | 孩子步入社会,继续为其提供支持,父母逐渐感到孤独 |
| 空巢期 | 父母独处至退休(所有孩子离家至退休) | 巩固婚姻关系,计划退休生活,与孩子保持联系,做好慢性病预防 |
| 老年期 | 父母退休至死亡 | 适应退休生活,应对各种疾病或事件,如老年病、衰老、丧偶、死亡 |

知识窗

### 空巢综合征

空巢老人一般是指子女离家后的中老年夫妇。随着社会老龄化程度的加深,空巢老人越来越多,独守空巢的老人由于人际关系疏远而产生被分离、舍弃的感觉。常出现孤独、空虚、寂寞、伤感、精神萎靡、情绪低落等一系列心理失调症状,称为空巢综合征。

## 六、家庭对健康的影响

家庭对家庭成员健康的影响远远超过其他任何社会关系的影响,家庭主要从以下4个方面影响家庭成员的健康:

1. 家庭对生理的影响　家庭对生理的影响见于传染性疾病和遗传性疾病。家庭成员在共同的家庭环境中生活,极易使流行性感冒、肺结核、乙型肝炎等传染病在家庭成员间传播。遗传病是影响家庭健康的重要因素之一,如血友病、红绿色盲、先天性心脏病等。

2. 家庭对心理的影响　家庭对心理的影响可分为对儿童和成年人的影响。对于儿童,父母的思想、性格和行为对其情感、价值观的形成具有重要意义;对于成年人,家庭婚姻状况和生活压力事件会影响疾病的发病率、死亡率。

3. 家庭对疾病恢复的影响　家庭的支持对各种疾病尤其是慢性病和残疾的治疗、康复有很大的影响。如家庭的合作与监督是糖尿病病人控制饮食的关键。

4. 家庭对就医行为和生活方式的影响　家庭成员的健康观念、就医习惯和生活方式可相互影响。家庭成员间不良的生活方式影响家庭成员的健康。

# 第二节　家庭健康评估

家庭健康评估是为确定家庭现存的或潜在的健康问题,借助家庭评估工具,收集主、客观资料的过程，为开展家庭护理提供可靠依据。

## 一、评估内容

全面的家庭评估包括个体评估和家庭评估。

### （一）个体评估

个体是家庭的重要组成部分，收集有关个体现存或潜在的健康问题的资料，是家庭评估的重要内容。主要包括生理健康、心理精神状况、疾病预后状况、疾病对自理能力的影响程度及患病带来的经济负担等。

### （二）家庭评估

1. 家庭基本情况的评估　包括家庭地址、经济状况、宗教信仰、成员的基本情况等（姓名、性别、年龄、职业、婚姻状况、文化程度、主要健康问题等）。

2. 家庭结构的评估　主要评估家庭内部结构，包括权力结构、家庭沟通结构、家庭角色结构和家庭价值观结构。

3. 家庭功能的评估　主要评估家庭的情感、生育、抚养与赡养、社会化功能、健康照顾和经济支持等功能。

4. 家庭生活周期的评估　评估家庭目前的发展阶段、发展阶段中的任务以及任务履行情况，预测和识别家庭在此阶段可能或已经出现的问题。

5. 家庭环境的评估　包括家庭的地理位置、周边环境、居家条件、邻里关系、社区服务状况等。

6. 家庭处理问题的能力与方法　包括家庭对健康的认识、应对健康问题的方法、战胜疾病的决心、对家庭成员的照顾以及经济应对能力等。

## 二、评估工具

家庭健康评估工具主要包括家系图和家庭关怀度指数评估表。

1. 家系图（family genogram）　是以家谱的形式来描述家庭结构、家庭关系、人口信息、健康状况及家庭重要事件的图示。家系图便于社区护士迅速、全面地评估家庭基本情况，识别家庭中的高危人员和危险因素，从而确定家庭健康护理的重点对象，是家庭评估的重要工具之一（图 4-1、图 4-2）。

2. 家庭关怀度指数评估表　家庭关怀度指数（family care index）问卷是用来检测家庭功能的自评问卷，该问卷由斯密克汀（Smilkstein）于 1978 年设计，适用于初次家访对家庭功能的简单了解。问卷共有 5 个题目，每个题目代表一项家庭功能，分别为适应度（adaptation）、合作度（partnership）、成长度（growth）、情感度（affection）、亲密度（resolve），简称 APGAR 问卷（表 4-2）。

男
女
死亡
家庭护理重点对象
结婚
同居
分居
离婚
孩子出生顺序
领养的孩子
双卵双胞胎
单卵双胞胎
怀孕
人工流产
自然流产
死产
关系密切
关系冷淡
关系冲突

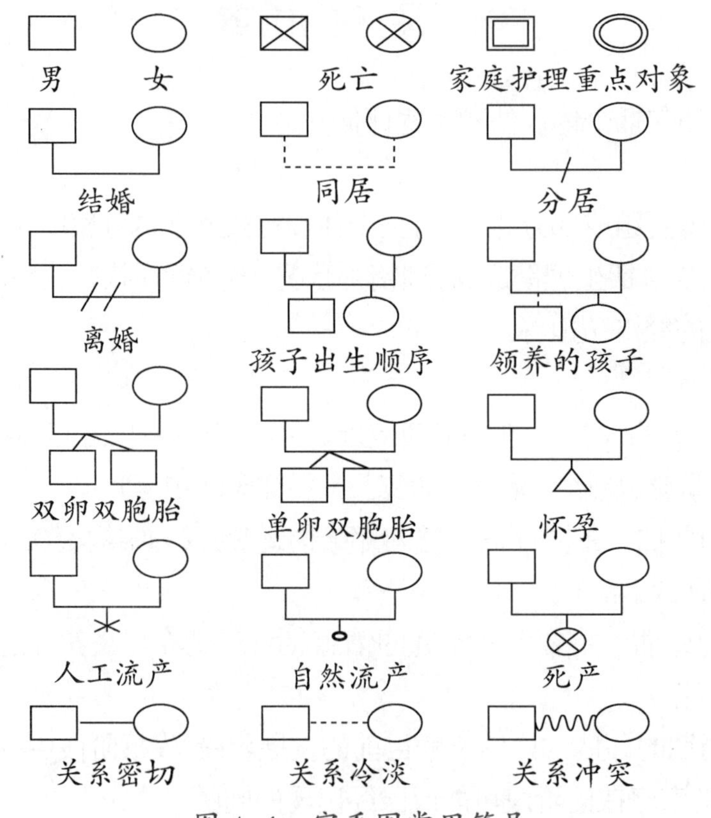

图 4-1　家系图常用符号

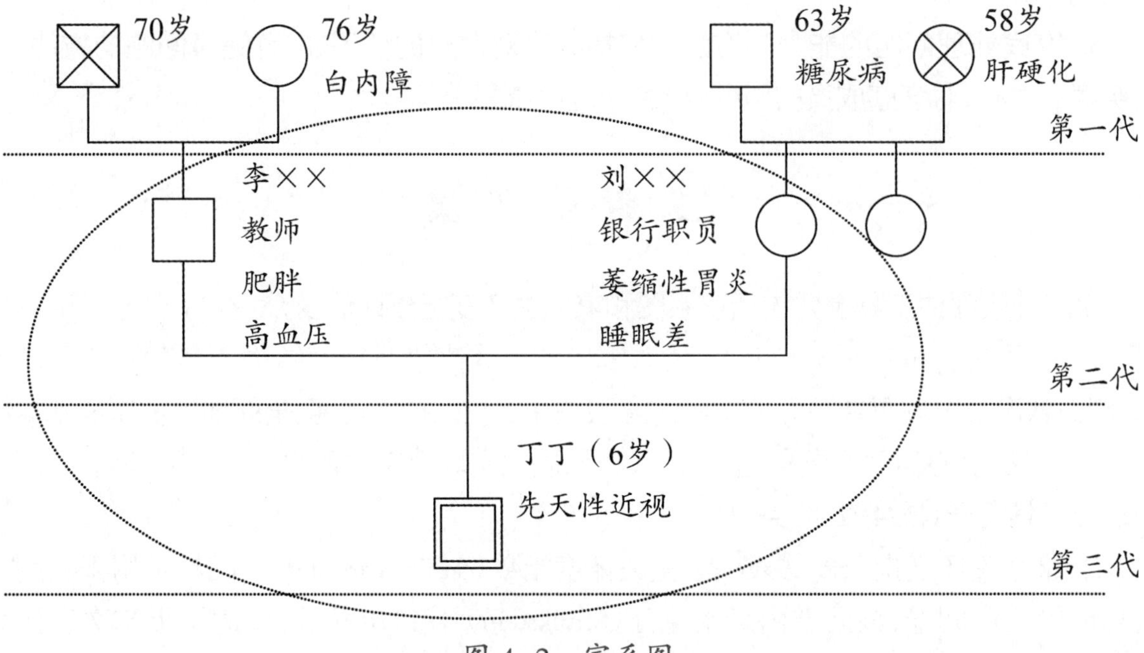

70岁
76岁
白内障
63岁
糖尿病
58岁
肝硬化
第一代
李××
教师
肥胖
高血压
刘××
银行职员
萎缩性胃炎
睡眠差
第二代
丁丁（6岁）
先天性近视
第三代

图 4-2　家系图

表 4-2 APGAR 问卷

| 项目 | 经常（2分） | 有时（1分） | 几乎从不（0分） |
| --- | --- | --- | --- |
| 当我遇到困难时，可以从家人处得到帮助 | □ | □ | □ |
| 我很满意家人与我讨论各种事情以及分担问题的方式 | □ | □ | □ |
| 当我希望从事新的活动或发展时，家人都能接受且给予支持 | □ | □ | □ |
| 我很满意家人对我表达情感的方式及对我情绪的反应 | □ | □ | □ |
| 我很满意家人与我共度时光的方式 | □ | □ | □ |

评价：根据合计分进行评价，0～3 分表示家庭功能严重障碍，4～6 分表示家庭功能中度障碍，7～10 分表示家庭功能良好。

## 第三节 家庭访视

工作情景与任务

社区护士小王通过查阅社区居民健康档案，确定到社区张爷爷家进行家庭访视，张爷爷有脑梗后遗症，右侧肢体运动障碍，须做康复训练，社区护士小王与张爷爷及其家属共同约定每 2 周家庭访视 1 次，对张爷爷进行查体，并指导照顾者对张爷爷进行康复训练及对康复效果进行评估。

**工作任务：**

1. 简述社区护士小王家庭访视前的准备工作。
2. 简述家庭访视过程中应注意的事项。

家庭访视是家庭护理的基本手段。通过家庭访视，社区护士为个体及家庭提供有针对性的健康服务。

### 一、家庭访视的概念

家庭访视（home visit）简称家访，是为了维护和促进个体和家庭的健康，社区护士深入访视对象的家庭进行有目的的交往活动。

## 二、家庭访视的程序

家庭访视的程序分为访视前准备、访视中工作、访视后工作。

### （一）访视前准备

访视前准备的内容包括访视对象资料的查看、家访顺序的安排、访视目标的确立、访视物品的准备、被访家庭的联络以及访视最佳路线的规划等。

1. 访视对象资料的查看　选择访视对象后，应先查看访视对象的家庭健康档案资料及病史资料，对家庭有初步了解。

2. 家访顺序的安排　当访视的家庭较多时，在了解访视对象的情况后，应在时间、人力、物力有限的情况下，合理安排家庭访视的先后顺序。应优先考虑健康问题对生命有严重影响的家庭、健康问题影响人数多的家庭、健康问题易产生后遗症的家庭。

3. 访视目标的确立　进行家访前，社区护士要分析收集的访视对象的资料，确定访视的目标。

4. 访视物品的准备　根据访视对象及目的准备用物，访视用物分为基本用物和增设用物。基本用物有体温计、棉签、纱布、剪刀、纸巾、压舌板、注射器、乙醇、手电筒、皮尺、听诊器、血压计、口罩、家庭护理手册、记录本等。增设用物，如对新生儿的访视要增加体重秤、预防接种和母乳喂养的宣传材料。

5. 被访家庭的联络　原则上须事先预约具体的访视时间，一般通过电话预约。如果因预约可能使家庭有所准备而掩盖想要了解的真实情况，可安排临时性访视。

6. 访视最佳路线的规划　一般个案的访视，路线安排可由远及近或者由近及远，节约时间。如遇急诊性访视，应优先安排。原则上将问题较重、有时间限制、易受感染的对象安排在先。

### （二）访视中工作

1. 确定关系　访视目标的实现与服务对象及其家庭成员的积极配合有密切关系，社区护士要与服务对象及其家庭建立信任、友好、合作的关系。首次家访时，社区护士首先要自我介绍，说明来访的目的、服务内容、必要性以及需要的时间。在访视对象接受服务的情况下，可明确其权利，签订家访协议。

2. 评估、计划与实施

（1）评估：运用沟通技巧，全面、客观地收集访视家庭的资料，初步评估现存的健康问题。

（2）计划：与访视对象一起制订或调整护理计划。

（3）实施护理干预：进行健康教育或护理操作，避免交叉感染。

3. 记录访视情况　对收集到的主客观资料、进行的护理操作及健康教育内容进行简要地记录。注意不要为了记录而忽略与访视对象的谈话。

4. 结束访视　与访视对象一起总结访视的内容，确认有无被遗漏的问题需要约定下次访视时间。给访视对象留下自己的联系方式、工作单位地址，便于联系咨询。

### （三）访视后工作

1. 访视物品的处理　访视后，要及时消毒使用过的物品，对访视的基本用物进行补充。

2. 汇总和录入　及时整理家访的内容，按要求记录汇总，建立或更新居民健康档案信息，及时录入访视情况。

3. 制订或修改护理计划　根据家庭访视中收集到的资料和新出现的问题，修改并完善护理计划。如访视对象的健康问题已解决，即可停止访视。

4. 协调合作　针对家庭访视中出现的问题，可以与社区其他卫生人员协商，找到解决问题的办法，如个案讨论、汇报等。如果现有资源不能解决访视家庭的问题，而且该问题在社区护士职权范围内不能得到解决时，应对访视对象作出转诊或联系其他社区资源。

## 三、家庭访视的注意事项

1. 着装得体、整洁　不佩戴外露首饰，一般情况下穿工作服比较容易开展访视工作，要随身携带身份证、工作证。

2. 态度和蔼，举止稳重　与访视对象交谈时要尊重访视对象的文化背景、生活习惯等，保持中立的态度，客观、真实地收集访视家庭的资料。

3. 观察仔细　密切注意访视对象语言和非语言的表现，发现细微问题，帮助社区护士作出正确的决定。

4. 方式得当　进入访视家庭后，开门见山，说明来访的目的、服务内容、必要性、需要的时间以及家庭怎样配合等，以取得访视对象的理解与支持。访视中，要引导访视对象尽快进入主题，切勿随意闲聊，偏离主题。

5. 访视时间合适　家访的时间不宜过早或过晚，避开吃饭、午休的时间。持续时间控制在 0.5～1h 为宜。

6. 项目明确　社区护士与访视对象要明确收费项目与免费项目，一般家访人员不直接参与收费。

7. 保护自身安全　家访前要电话联系好访视家庭，确认家庭地址及交通路线，注意路途安全，最好 2 人同行；家访避免去一些偏僻的场所，如地下室、小胡同、空旷的建筑或偏远的地区；在家访时遇到紧急、危险情况时（如打架、酗酒、暴力、吸毒等），要理智、正确地选择离开、报警或打急救电话，获得帮助；尽量要求护理对象的家属在场，遇到有敌意、情绪反常、发怒的访视对象，在提供急需的护理后，立刻离开现场。

## 第四节　居家护理

居家护理是社区慢性病病人、行动不便的偏瘫病人、老年人以及临终病人较为适宜的卫生服务方式，是住院服务的院外补充服务。居家护理确保了医疗护理活动的连续性，达到预防疾病、促进健康、恢复健康、减轻痛苦的护理目标。

### 一、居家护理概述

#### （一）居家护理的概念

居家护理（home care）是指针对出院后的病人或长期家庭疗养的慢性病病人、残障者、精神障碍者，社区护士深入病人家中，运用护理程序，提供连续的、系统的护理服务。

居家护理是住院服务的院外补充形式，也是适应大众需求的一种主要的社区护理工作方法，具有个性化、综合性、持续性、协调性、可及性的特点，在提高社会效益和经济效益方面发挥着重要作用。

#### （二）居家护理的意义

居家护理是医院内护理的延续，是对出院后有照护需求的病人及其家庭提供必要的基础护理、专科护理、生活护理以及技术指导，安全而熟悉的社会心理环境，可有效维护医疗护理服务的连续性，提高医院床位的周转率，节约医疗资源，减轻病人的经济负担和家庭的压力，促进病人全面康复。

1. 保证了居家病人医疗护理服务的连续性　在接受家庭病床服务阶段，病人的医疗护理服务经常处于监护之下，有利于防病、治病和管理相结合。病人与提供医疗护理服务的人员共同合作，保证了医嘱的顺利执行，最大限度地提高了医疗护理服务的连续性、有效性，控制并发症，降低疾病复发率及再住院率。

2. 提供适于病人疾病恢复的环境　病人在熟悉的家庭环境中休养，避免了因对医院环境的不适应以及对家庭成员的牵挂而产生的不安心理，同时家人的陪伴，个性化的饮食和其他的日常生活，使病人心情愉悦，有利于疾病的恢复。居家护理还可避免因长期住院而增加交叉感染的机会。

3. 减轻了家庭的负担　在家庭中进行医疗和护理服务，减少家庭往返医院所耗费的人力，减轻了因为住院而造成的经济负担，使家庭更好地维持了既有的功能与生活质量。

4. 拓展了护理的专业领域　居家护理的发展，使医院专科护理走向了社区，走进了家庭，家庭中的服务对象多数是慢性病和老年病病人，这些病人的病程长，并发症多，常反复发作，提供居家护理服务的护理人员需要具有高度的责任心和精湛的护理技能。

5. 提高了医院病床的周转率　居家护理所能提供的服务项目，使得病人的住院天数缩短了，大大提高了医院病床的周转率。

### （三）居家护理的对象

居家护理本着适应社会的医疗护理需求，方便病人，就近就医的原则，并根据本单位的设备条件和技术水平来确定居家护理病人收治范围，服务对象包括：

1. 行动不便者　如老年人、患病体弱之人、残疾人、婴幼儿等去医院诊疗有困难的病人。

2. 慢性病病人　病情稳定，适合在家庭医疗的慢性病病人，如冠心病、高血压、肺心病、脑血管意外、糖尿病、肿瘤、精神病、佝偻病、贫血、营养不良、反复呼吸道感染及先天性心脏病等病人。

3. 出院后恢复期病人　如各种慢性病病人急性发作经治疗后病情稳定者。

4. 康复期病人　如脊髓损伤、运动系统损伤、神经系统疾病和伤残的康复期病人等。

5. 临终病人　如肿瘤晚期、不可逆的器官功能衰竭的病人。

### （四）居家护理的形式

1. 家庭病床　是我国常见的居家护理形式；是医院延续性护理服务；是适应我国经济社会发展和人口老龄化形势要求，方便社区病人获得连续性医疗卫生服务，提高基本医疗卫生服务可及性的有效方法。让病人在熟悉的环境中接受治疗和护理，有利于促进病人的康复，同时又可减轻家庭经济和人力负担，也避免了家属往返医院与家庭之间的奔波劳累之苦。

2. 家庭护理服务中心　是发达国家的主要健康服务形式，美国称为家庭服务中心，日本称为访问护理中心，是居家护理的发展方向。目前，我国这种独立形态的居家护理机构尚处于尝试阶段，一些护理服务公司借鉴发达国家的经验与做法，也推出了居家护理试点机构，聘请有丰富护理经验的护理人员，为居家病人或老年人提供专业居家护理服务，如病情观察、生活照料、合理用药和居家安全指导、老年常见病护理、康复护理等。

### （五）居家护理的条件

提供良好的居家护理服务，需要具备以下条件：

1. 病人家中有能担负照顾任务的人　护士只能定期到家中进行护理和指导，24h 的照护主要依靠病人自己和家属。

2. 护理费用纳入相关保险，这是居家护理的基本保证。

3. 有明确的经营方向和资源管理方法，使居家护理得到健康发展。

4. 建立健全相关制度，如居家病人病情变化需要住院时的诊疗方法，需要继续治疗和护理的病人出院后获得居家护理的方法等。

### （六）居家护理的内容

居家护理是一种综合性服务，其服务内容广泛，包括：

1. 心理护理　由于病程较长，居家病人容易出现紧张、焦虑、抑郁等不良心理状况，社区护士应关注病人的心理状况，减轻其心理负担、增强战胜疾病的信心。

2. 运动指导　合理运动可改善居家病人身体状况，促进病人机体功能恢复。社区护士要根据居家病人病情及耐受情况进行综合评估，制订病人运动处方，指导居家病人及照顾者进行科学的运动。

3. 环境指导　整洁、舒适的家庭环境，能保护和促进居家病人的健康。社区护士要根据居家病人的身体状况，指导病人家庭对居家环境进行科学的设计、改造，使居家环境整洁、舒适，无障碍，利于病人康复。

4. 营养指导　合理营养有利于病人的身体康复。社区护士要指导家庭根据病人病情制订适宜饮食计划。居家病人食物应多样化，粗细、荤素合理搭配，注意平衡膳食，并尽量做到色香味俱全，以促进病人食欲。

5. 康复训练指导　对伴有身体缺陷或功能障碍的居家病人，社区护士应协调专业医师为病人制订科学的康复训练计划，指导、督促病人进行康复训练，协助其提高生活自理能力，防止功能障碍进一步加重。

6. 直接的护理技术支持　主要提供的服务项目包括①一般伤口护理，如压疮、外伤及其他原因所致的伤口护理，换药、拆线等；②各种注射，包括肌内、皮下、皮内、静脉注射，静脉输液；③符合个别需求的护理措施，如灌肠、会阴冲洗、雾化吸入、吸氧、体位引流、膀胱训练等；④一般身体检查，如量血压、测血糖及尿糖测定、病情评估、健康问题确立；⑤采集标本并送检，如血液、尿液、痰及粪便标本等；⑥各种导管更换及护理，由于疾病的影响和康复的需要，居家病人携带的导管，主要有留置导尿管、T 管和鼻饲管。社区护士应对病人家庭进行相应的护理指导。

## 二、居家护理的目的与特点

### （一）居家护理的目的

居家护理是对住院病人的延伸性服务，提供以病人为中心的护理专业照护模式，即病人在熟悉的家庭环境中接受护理和休养。

1. 病人方面

（1）出院后得到连续性的治疗和护理，延缓疾病的恶化，减少并发症和后遗症的发生，降低疾病的复发率和再住院率。

（2）病人在熟悉的家庭环境中生活方便，心情愉悦，乐于接受治疗、护理，有利于疾病的康复。

（3）增强自我照顾的意识和能力，维护尊严，提高生活质量。

（4）避免因住院引起交叉感染而加重病情。

2. 家庭方面

（1）维持家庭的完整性，提高家属照顾病人的意识。

（2）减轻家庭的经济负担。

3. 社会方面

（1）合理运用卫生资源，缩短病人住院时间，降低医疗费用，提高病床的周转率，缓解住院难的社会问题。

（2）拓展护理专业的服务范畴，促进护理专业的发展。

### （二）居家护理的特点

居家护理工作特点是以个案管理的方式提供服务，即由居家护理人员提供个案所需的各项保健照顾服务，并负责长期照顾系统的工作，以减少社区卫生服务机构的风险与成本。居家护理人员在应用护理程序对病人进行个案管理时应做到：

1. 评估病人健康照顾的需求。
2. 确定病人存在的健康问题。
3. 制订符合病人需要的护理计划，维持个案独立性的功能。
4. 利用资源提供完整性的护理服务。
5. 根据病人健康状况的改变评价护理效果，必要时须重新评估，调整计划方案。

## 三、社区护士在居家护理中的作用

居家病人的照顾工作由各专业人员协同完成，如护理人员、医师、康复师、营养师、药剂师、社工人员等。虽然分工不同，但都是以服务对象为中心。社区护士在居家护理中的作用包括以下方面：

1. 居家巡护　及时了解居家病人身体状况、需求及影响居家护理的问题。如居家病人基本身体状况，家庭环境、经济状况的变化，照顾者的护理技能、知识能否满足照顾病人的要求等。

2. 提供基本护理　为居家病人提供直接性的护理照顾。如用药护理、压疮的预防、鼻饲管和导尿管留置的护理等。

3. 提供健康教育指导　社区护士对病人和照顾者进行健康教育，提高病人自我保健和自我护理的能力，同时也提高照顾者护理能力。

4. 帮助进行康复锻炼和日常生活能力的训练　协助其他专业人员对病人进行康复锻炼和日常生活能力的训练。

**本章小结**

本章学习的重点内容是家庭对健康的影响、家庭健康评估的内容、家庭访视的程序、护士在居家护理中的作用。难点内容是家庭访视的步骤、家庭评估的工具。学习过程中要注意用列表的方式比较不同家庭类型的特点，用思维导图的方式总结家庭访视的程序。

（柴玉艳）

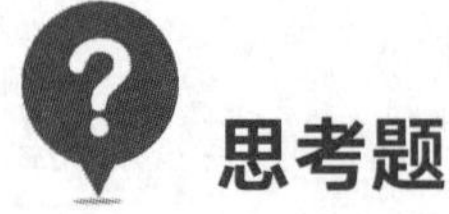

## 思考题

1. 家庭结构的类型有哪些?

2. 简述家庭访视的程序。

3. 张阿姨,65 岁,因脑血栓住院,出现右侧肢体运动功能障碍,经治疗后病情稳定,右侧肢体运动功能障碍持续存在,须继续康复治疗,医生建议张阿姨回家,接受社区康复护理服务。请问:

(1) 社区护士能够为张阿姨提供哪些居家护理服务?

(2) 社区护士为张阿姨提供居家护理服务时应满足哪些工作要求?

# 第五章 社区重点人群的健康管理

学习目标

1. 具有对社区重点人群疾病预防和保健的意识。
2. **掌握:**社区儿童、孕产妇和老年人健康管理服务内容。
3. **熟悉:**社区儿童、孕产妇和老年人常见健康问题及健康管理服务流程。
4. **了解:**社区儿童、孕产妇和老年人服务管理要求及工作指标。
5. 学会为社区儿童、妇女和老年人提供必要的健康保健指导。

社区重点人群的健康管理是社区卫生服务的重要组成部分,它直接关系到社区卫生服务的质量。社区卫生服务机构的重点管理人群包括0~6岁儿童、孕产妇、老年人等。

## 第一节 儿童的健康管理

工作情景与任务

社区护士小张所在辖区迎来了一位刚出生12d的宝宝,她决定对该新生儿进行一次家庭访视。

**工作任务:**

1. 为该新生儿建立《0~6岁儿童保健手册》。
2. 指导母亲预防新生儿窒息。

在生命周期中,儿童处于生长发育的关键时期,其生理和心理的变化较大,各组织器官的功能不完善,对外界的抵抗力差,疾病的患病率和死亡率较高,是社区中需要重点保护的一个群体。儿童健康管理是以健康为中心,对儿童开展的整体的、连续的、可及的预防保健工作，以促进儿童的生长发育及健康人格的形成，增强儿童体质，降低婴幼儿的死亡率，降低儿童常见病及多发病的患病率，提高儿童的整体健康水平。

## 一、儿童期的特点

儿童生长发育是不断进行的，发育的模式虽有不同，但遵循共同的规律。儿童生长发育一般遵循由上到下、由近到远、由粗到细、由简到繁、由低级到高级的规律。在这个过程中各个系统的发育有先有后，有慢有快，具有不平衡性。儿童生长发育过程存在个体差异，是具有连续性和阶段性的过程。

### （一）新生儿期特点

自胎儿娩出结扎脐带开始至出生后 28d 为新生儿期（neonatal period）。此期胎儿娩出后脐带被剪断，完全脱离母体，出生后内、外环境发生巨大变化，新生儿身体各器官的功能发育尚不成熟，自身的调节和适应能力及抵抗能力又较差，极易发生各种疾病，如窒息、出血、新生儿硬化病、破伤风等，所以是小儿发病率和死亡率最高的时期。

### （二）婴儿期特点

从出生至 1 周岁为婴儿期（babyhood），又称乳儿期。此期小儿生长发育进入一个高峰期，体格发育最快，体重成倍增长，所需能量及各种营养素相对较多，但其消化功能尚不完善，易发生消化和营养紊乱。婴儿期其体内来自母体的免疫抗体逐渐消失，而自身免疫功能尚不成熟，易患传染病和感染性疾病。因此，此阶段的重点在于合理喂养，及时添加辅食，适当进行体格锻炼以增强体质，并按期进行预防接种，完成基础免疫程序。应重视婴儿卫生习惯的培养和注意消毒隔离。此期小儿独立性比出生时有显著增强，是小儿与照顾者建立信任的关键期。

### （三）幼儿期特点

从 1 周岁至 3 周岁为幼儿期（infancy）。此期小儿体格生长速度减慢，智力发育加速，语言、思维和社会适应能力增强，自主性和独立性不断发展，活动范围渐广，但对危险的识别能力不足，要注意预防发生意外伤害和中毒。此阶段小儿乳牙出齐，饮食从乳类转换为饭菜，并逐渐过渡到成人饮食，能控制大小便，故应培养幼儿良好的生活与卫生习惯。此期小儿开始希望独立完成每一件事，如受到阻碍将导致其怀疑自己的能力，产生羞愧和疑惑。

### （四）学龄前期特点

从 3 周岁至 6～7 周岁为学龄前期（preschool stage），又称幼童期。此期儿童体格发育速度减慢，独立活动范围扩大，智力发展快，好奇心、求知欲强，善于模仿，易发生意外事故。能辨别方位，有初步的时间概念。此期儿童个性和道德情感已初步形成，各种意志品质逐渐发展，如儿童理解行动目的，对活动有兴趣，就会有较好表现，此时是培养儿童良好习惯和品质的好时期。

### （五）学龄期特点

从 6～7 周岁入小学起至 12～13 周岁为学龄期(school stage)。此期儿童体格发育稳步增长，除生殖系统外，其他各器官系统发育已接近成人水平。智能发育进一步成熟，求知能力增强，理解、分析、综合能力逐步完善，是增长知识、接受科学文化教育的重要时期，也是培养其优良品质、社会交往能力的关键时期。此期疾病的发病率降低，但应注意预防近视、龋齿等。

## 二、常见健康问题

### （一）新生儿期常见健康问题

1. 生理性体重下降　一般发生在新生儿出生以后的 3～5d，这种情况是比较常见的一种生理现象，出现暂时性体重下降，下降幅度为出生体重的 3%～9%。是由于刚出生的时候吃奶量较少，皮肤的水分蒸发，胎粪的排出等原因造成的。出生后的 7～10d 恢复至出生时体重，对 10d 后体重仍下降者应寻找原因。早开奶和及时补充水分可减少生理性体重下降的幅度。

2. 新生儿黄疸　新生儿肝脏酶系统发育尚未成熟，足月新生儿一般于出生后 2～3d 出现不同程度的黄疸，4～5d 达到高峰，至 7～10d 自然消退，称为生理性黄疸。如新生儿一般情况良好，无须进行特殊治疗。若出现过早或消退过晚、黄疸持续时间长或退而复现，程度较重，且有疾病伴随症状，应及时送医院诊治。

3. 新生儿窒息　是 3 个月内婴儿最常见的意外伤害。社区护士应指导母亲掌握正确的哺乳姿势，避免乳房堵塞婴儿口、鼻，每次喂奶后要将婴儿竖立抱起，轻拍后背，使胃内空气排出，防止发生呛咳而引起窒息，避免将婴儿包裹得过紧、过厚、过严。如果发现新生儿发生意外窒息，呼吸停止，应立即做心肺复苏，同时紧急送往医院抢救。

4. 脐炎　新生儿脐痂在出生后 7～10d 脱落。如果沐浴后脐部处理不当，会导致新生儿脐部发生感染，甚至发生败血症。金黄色葡萄球菌是最常见的病原菌。社区护士可指导家长，每次沐浴后，用 75% 酒精消毒脐带根部及周围 1～2 次，消毒时应由内向外旋转式消毒，并保持脐部清洁、干燥。当发现脐部红肿、渗血、有脓性分泌物，应立即去医院就诊。

5. 乳腺肿大和假月经　由于母体雌激素可经胎盘进入胎儿体内，出生后雌激素突然中断，导致新生儿出现乳腺肿大，部分女婴还可出现假月经。乳腺肿大一般 2～3 周后自然消退，无须处理。假月经一般持续 1～3d 即自行停止，也无须处理。

### （二）婴幼儿期常见健康问题

1. 缺铁性贫血　是我国重点防治的小儿常见疾病之一。贫血影响小儿的生长发育，使机体的抵抗能力下降。造成缺铁性贫血的原因是体内铁储备不足或摄入不足、铁的需要量增加和肠道疾病导致铁的吸收减少等。以母乳喂养为主的足月儿从 4 个月开始补铁，人工喂养婴儿采用铁强化配方奶。幼儿期开始要注意饮食的均衡和营养，多提供含铁丰富的食物，鼓励其进食蔬菜和水果，促进肠道对铁的吸收，纠正儿童厌食和偏食等不良习惯。

2. 维生素 D 缺乏性佝偻病　简称佝偻病，是由于体内维生素 D 不足引起钙、磷代谢紊乱，引起以骨骼病变为特征的一种慢性营养性疾病。见于 3 个月至 2 岁小儿，是我国小儿保健重点防治的“四病”之一。佝偻病的发生与钙缺乏及日照时间少密切相关。早期多表现为非特异性神经精神症状，伴有多汗，尤其是头部，导致小儿常摇头擦枕，出现枕秃。佝偻病不仅影响幼儿的神经、肌肉、造血及免疫等系统器官的功能，而且使机体抵抗能力下降，容易诱发多种感染性疾病。未出现明显骨骼变化时，及时就医治疗可无明显后遗症，一旦出现症状应及时就诊。预防措施：孕妇应在怀孕后期开始注意补充维生素 D。小儿出生后应适当进行户外活动，接受日光照射 1～2h/d。出生后 2 周开始，每日补充维生素 D 至 2 岁。

3. 婴幼儿腹泻　生理性腹泻多见于 6 个月以下婴儿，出生后不久即腹泻，常有湿疹，精神、食欲好，体重增长正常，除大便次数增多外，无其他症状，不影响生长发育，不需治疗。添加辅食后，大便即逐渐转为正常。腹泻多见于 2 岁以下婴幼儿，一年四季均可发病，夏秋季发病率最高。引起腹泻的原因常由于感染因素或非感染因素引起，常见的感染因素为病毒感染以轮状病毒感染最常见，其次是细菌性感染以大肠埃希菌为主；非感染因素中，喂养不当是引起婴幼儿腹泻的常见原因，此外过敏因素及气候因素也可诱发腹泻。急性腹泻多为散发流行，夏季和秋冬季是腹泻发病的高峰，婴幼儿腹泻具有传染性，主要通过粪 – 口途径传播。预防措施：提倡母乳喂养，合理添加辅食。添加辅食遵循由少到多、由细到粗、由稀到稠的原则。

4. 营养不良　营养不良是由于缺乏能量和 / 或蛋白质引起的一种慢性营养缺乏症。是由于长期喂养不当或疾病因素引起的。多见于 3 岁以下婴幼儿。主要表现为体重下降、皮下脂肪减少和皮下水肿，常伴有各器官不同程度的功能紊乱，严重危及婴幼儿生命。营养不良的预防关键主要依靠科学喂养。

5. 气管异物　是由于异物因误吸进入幼儿气管与支气管后引起呛咳、面部青紫，甚至发生呼吸困难或窒息死亡。起病急，病情可迅速恶化。当发生异物呛入气管时，应立即清除鼻腔内和口腔内的呕吐物或食物残渣，试用拍背、催吐、冲击胃部等方法排出异物。经过急救，即使咳出异物，仍须请医生诊断异物是否已完全排出。预防措施：养成良好的进食习惯，注意避免进食较小、较硬而光滑的食物，如花生等；成人不要在儿童进食时对其责备、挑逗、追逐等，防止因哭、笑、跌倒而误吸。教育儿童不要口含物品玩耍。将硬币、纽扣等物品放在婴幼儿接触不到的地方，防止误吸。

### （三）学龄前期常见健康问题

1. 单纯性肥胖　肥胖是由于长期能量摄入超过人体的消耗，造成体内脂肪积聚过多的一种营养障碍性疾病。表现为体重异常增加。肥胖儿童易发生心肺功能障碍，运动能力下降及心理问题。不合理的喂养方式、运动少、遗传因素、社会经济因素等是造成儿童肥胖发生的原因。预防措施:社区加强健康宣教,使家长了解儿童肥胖的危害,定期对儿童进行生长发育监测,及早发现超重儿童并给予指导干预措施。

2. 龋齿　龋齿是儿童常见的疾病之一,发病率随年龄的增加而上升,6~7 岁时达到高峰。主要原因与口腔内的产酸细菌和菌斑、摄入糖类过多、牙齿发育不良、食物嵌塞等有关。预防措施:社区护士指导家长帮助儿童建立早晚刷牙、饭后漱口的卫生习惯。定期进行口腔检查。

知识窗

**预防龋齿的方法**

预防龋齿主要有 5 点。①正确的刷牙方法:竖刷法,即顺着牙缝刷下牙时牙刷毛向下,贴在牙龈和牙齿上往上旋转,刷上牙时则相反,刷牙面时牙刷毛放在牙面上,前后来回做小环形旋转推动刷洗,便于刷毛伸入牙面窝沟中。②良好的口腔卫生习惯:3 岁前学会餐后漱口,每年应进行 1~2 次牙齿检查;3 岁后学会正确的刷牙方法,做到饭后 5min 内刷牙;家长应注意给儿童选择适合其年龄的牙刷。③营养均衡:注意含钙丰富食物的摄入及维生素 D 的补充,控制食物中的糖。④氟化物防龋:即用氟水漱口或含氟牙膏刷牙。⑤及时对第一磨牙进行窝沟封闭。

3. 视力不良或视力低下　是指裸眼远视力达不到该年龄儿童正常远视力标准。近视、远视、散光、弱视、斜视、炎症及外伤都会导致视力不良或视力低下,是遗传因素与环境因素共同作用的结果,是儿童视觉发育过程中的常见问题。预防措施:养成良好的用眼习惯;平衡饮食;保证 2h/d 户外活动时间;定期进行视力检查,发现异常情况及时就诊是预防视力不良或视力低下的有效措施。

### (四)学龄期常见健康问题

1. 脊柱侧弯　又称脊柱侧凸,它是一种脊柱的三维畸形。轻度的脊柱侧弯通常没有明显的不适,外观上看不出明显的躯体畸形。较重的脊柱侧弯影响青少年的生长发育,使身体变形,严重者可以影响心肺功能,甚至累及脊髓造成瘫痪。

2. 意外伤害　儿童、青少年由于生理和心理发展限制,易发生意外伤害,是意外事故的高发人群。意外伤害是我国 0~14 岁儿童死亡的首要原因。因意外伤害而致伤残的人数远高于死亡人数,对儿童及其家庭造成巨大的经济和精神负担。社区应注意开展安全教育,采取相应安全措施,预防交通事故、外伤、溺水、自杀等意外的发生。

## 三、健康管理服务内容

### （一）新生儿家庭访视

1. 访视时间与地点　正常足月新生儿家庭访视次数不少于2次。新生儿出院后1周内，医务人员到新生儿家中进行，同时进行产后访视。满月访视在出生后28~30d进行，可与预防接种同时进行。对于低出生体重、早产、双/多胎或有出生缺陷等具有高危因素的新生儿，根据实际情况增加家庭访视次数。

2. 访视内容　①询问：新生儿出生时情况、预防接种情况。重点询问和观察喂养、睡眠、大小便、黄疸、脐部情况、口腔发育等情况。在开展新生儿疾病筛查的地区，了解新生儿疾病筛查情况等。②观察：新生儿家居环境。③检查：为新生儿测量体温、记录出生时体重及身长，进行体格检查。检查的重点是新生儿黄疸出现的时间、持续天数、消退的时间；口腔黏膜情况；脐带是否脱落、有无感染等。同时建立《母子健康手册》。④指导：根据新生儿的具体情况，对家长进行合理喂养、发育、防病、预防伤害和口腔保健指导。如果发现新生儿未接种卡介苗和第1剂乙肝疫苗，提醒家长尽快补种。如果发现新生儿未接受新生儿疾病筛查，告知家长到具备筛查条件的医疗保健机构进行补筛。⑤处理：发现有脐带感染、口腔感染以及尿布皮炎等，要及时处理。

### （二）新生儿满月期健康管理

1. 访视时间与地点　新生儿出生后28~30d，结合接种乙肝疫苗第2针，在乡镇卫生院、社区卫生服务中心进行随访。

2. 服务内容　重点询问和观察新生儿的喂养、睡眠、大小便、黄疸等情况。对其进行体重、身长、头围测量，体格检查。对家长进行喂养、发育、防病指导。

### （三）婴幼儿期健康管理

1. 随访时间与地点　满月后的随访均应在乡镇卫生院、社区卫生服务中心进行，偏远地区可在村卫生所、社区卫生服务站进行，分别在3、6、8、12、18、24、30、36月龄时进行，共8次。有条件的地区，建议结合儿童预防接种时间增加随访次数。

2. 服务内容　①询问：上次随访到本次随访之间的婴幼儿喂养、患病等情况。②检查与评估：进行体格检查，做生长发育和心理行为发育评估。③指导：进行科学喂养（合理膳食）、生长发育、疾病预防、预防伤害、口腔保健等健康指导。④血常规（或血红蛋白）检测：在婴幼儿6~8、18、30月龄时，分别进行1次。⑤听力筛查：在6、12、24、36月龄时，使用行为测听法分别进行1次。⑥预防接种：在每次进行预防接种前，均要检查有无禁忌证。若无，体检结束后婴幼儿接受疫苗接种。

### （四）学龄前期健康管理

1. 服务时间与地点　每年为学龄前儿童（4~6岁）提供一次健康管理服务。散居儿童的健康管理服务在乡镇卫生院、社区卫生服务中心进行，集居儿童在托幼机构进行。

2. 服务内容　①询问：上次随访到本次随访之间的膳食、患病等情况。②进行体格检查和心理行为发育评估。③血常规或血红蛋白检测。④视力筛查。⑤指导：进行合理膳食、生长发育、疾病预防、预防伤害、口腔保健等健康指导。⑥预防接种：在每次进行预防接种前均要检查有无禁忌证。若无，体检结束后儿童接受疫苗接种。

### （五）健康问题处理

1. 对存在营养不良、贫血、佝偻病、单纯性肥胖等情况的儿童，应当分析其发生原因，并给出指导意见或转诊的建议。

2. 对心理行为发育偏异、口腔发育异常（唇腭裂、诞生牙）、龋齿、视力异常或听力异常等情况的儿童，应及时转诊并追踪随访转诊后结果。

0～6 岁儿童的健康管理服务流程见图 5-1。

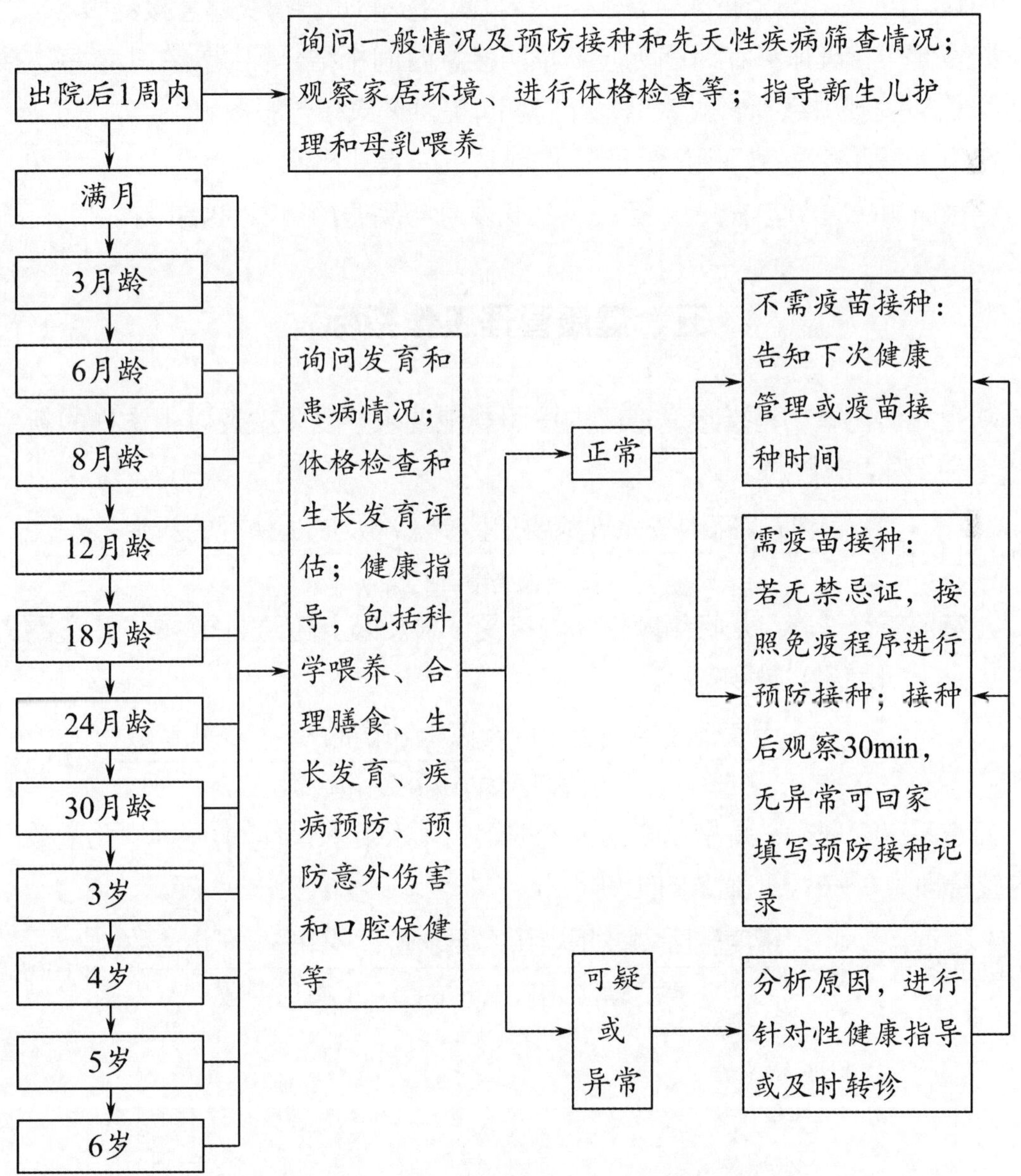


图 5-1　0～6 岁儿童的健康管理服务流程

## 四、健康管理服务要求

1. 开展儿童健康管理服务的乡镇卫生院、村卫生室和社区卫生服务中心/站应当具备开展儿童健康管理服务所需的基本设备和条件。

2. 按照国家儿童保健有关规范的要求进行儿童健康管理，从事儿童健康管理工作的人员（包括乡村医生）应取得相应的执业资格，并接受过儿童保健专业技术培训。

3. 乡镇卫生院、村卫生室和社区卫生服务中心/站应通过妇幼卫生网络、预防接种系统、日常医疗卫生服务等多种途径掌握辖区内的适龄儿童数量，加强与托幼机构联系，做好儿童的健康管理。

4. 加强宣传，向儿童监护人告知服务内容，使更多的儿童家长愿意接受服务。

5. 儿童健康管理服务在时间上应与预防接种时间相结合。鼓励在儿童每次接受免疫规划范围内的预防接种时，对体重、身高测量，提供健康指导服务。

6. 健康管理服务后做好相关信息记录，纳入儿童健康档案。

7. 积极应用中医药方法，为儿童提供生长发育与疾病预防等健康指导。

## 五、健康管理工作指标

1. 新生儿访视率　是指年度辖区内按照规范要求接受1次及以上访视的新生儿人数占年度辖区内活产数的比例。

$$新生儿访视率=\frac{年度辖区内按照规范要求接受1次及以上访视的新生儿人数}{年度辖区内活产数}\times 100\%$$

2. 儿童健康管理率　是指年度辖区内接受1次及以上随访的0～6岁儿童数占年度辖区内0～6岁儿童数的比例。

$$儿童健康管理率=\frac{年度辖区内接受1次及以上随访的0\sim6岁儿童数}{年度辖区内0\sim6岁儿童数}\times 100\%$$

3. 儿童系统管理率　是指年度辖区内按相应频次要求管理的0～6岁儿童数占年度辖区内应管理的0～6岁儿童数的比例。

$$儿童系统管理率=\frac{年度辖区内按相应频次要求管理的0\sim6岁儿童数}{年度辖区内应管理的0\sim6岁儿童数}\times 100\%$$

# 第二节　孕产妇的健康管理

工作情景与任务

孕妇王女士是社区护士小刘的健康管理服务对象，妊娠 31 周，无痛性阴道流血 4 次，检查发现胎心在正常范围内，子宫无压痛，阴道流血量少于月经量。

**工作任务：**

1. 说出对王女士进行健康管理的服务内容。

2. 指导王女士自我监测胎心和胎动。

孕期健康管理的目的是保护孕妇和胎儿在妊娠期间的健康，直到妊娠足月时，能安全娩出身体健康、智力发育良好的新生儿。

## 一、孕期妇女的特点与常见健康问题

孕期是从确定妊娠起到临产前的一段时期，孕期通常分为孕早期、孕中期、孕晚期。

### （一）孕期妇女特点

1. 孕早期　此期妇女全身各系统发生一系列生理变化，生殖系统最明显，卵巢停止排卵，月经停止。子宫颈分泌物增多、黏稠等。孕妇常有矛盾心理，出现不同程度的焦虑、情绪不稳定，依赖周围人的照顾、关怀与爱抚。社区护士应做好心理疏导，使孕妇克服紧张情绪，消除顾虑和恐惧，建立信心，尽快适应妊娠。

2. 孕中期　随妊娠的进展，孕妇适应能力增强，早孕反应减轻或消失，腹部逐渐膨隆，孕妇开始有自觉胎动，对妊娠分娩感兴趣。此期孕妇对妊娠适应能力增加，自我感觉良好，情绪稳定。此时社区护士应多给孕妇提供有关妊娠和分娩的知识以及与胎儿有关的信息。

3. 孕晚期　胎儿长大，发育成熟，孕妇生理负担加重，行动不便。分娩前出现不规律宫缩、见红等临产先兆征象。此期孕妇既有做母亲的兴奋又有对分娩的恐惧，产生兴奋与紧张的矛盾心理，导致情绪不稳定等问题。社区护士应对孕妇做好预防性心理疏导，解释分娩过程、注意事项、配合方法，并同时做好家属的宣教，以便能给予足够的关心和支持。

### （二）孕期妇女常见健康问题

1. 孕早期

（1）恶心、呕吐：大多数孕妇在妊娠 6 周左右出现早孕反应，12 周左右消失。此期应避免空腹，建议少食多餐，两餐间进流质饮食；食物清淡，避免油炸、刺激、不易消化的食物；同时给予其精神鼓励与支持，减少心理困惑和忧虑。但有些孕妇可出现妊娠剧吐，甚至会导致脱水、少尿、尿中有酮体等，而对胎儿造成损害，此时则须住院治疗。

（2）眩晕、晕厥：孕早期妇女易发生直立性低血压，导致眩晕或晕厥。或者由于两餐之间发生低血糖而致晕厥。

（3）尿频：由于盆腔血液循环增加，逐渐增大的子宫压迫或牵拉膀胱引起尿频，属正常现象。如果伴有疼痛或排尿时有灼热感，可能是尿路感染，应引起重视。子宫逐渐增大当进入腹腔时尿频症状自然消失。

（4）有流产和胎儿畸形的危险：孕早期妇女如发生感染、不恰当地用药或处于有放射线污染的环境中可能导致胎儿畸形，孕早期剧烈运动等可能导致流产。

2. 孕中期

（1）便秘：孕激素水平升高引起胃肠道平滑肌的张力降低，蠕动减弱，孕妇的活动量减少，增大的子宫压迫肠道等原因，易发生便秘。可指导孕妇多食富含纤维素的食物，如小麦等，多吃水果、蔬菜，多饮水。

（2）腰背痛：大部分孕妇在第5个月开始出现不同程度的腰背痛。主要发生在背下段，常伴有臀部疼痛，放射至双腿。生活中应保持良好的姿势，避免过度疲倦，穿平跟鞋；在俯视或抬举物品时，保持上身直立，弯曲膝部，以保持脊柱的平直。疼痛严重者，应卧床休息。

（3）下肢静脉曲张：是由于子宫增大压迫下腔静脉，导致下腔静脉回流受阻不畅，而引起血液的淤滞，导致下肢静脉曲张。孕妇应避免长时间站立或行走，注意抬高下肢，促进血液回流。

（4）下肢肌肉痉挛：指出现在大腿、小腿或足中肌肉突发痉挛性疼痛，伴随的广泛性疼痛并持续。食物中增加钙的摄入，必要时可遵医嘱补钙。下肢肌肉痉挛时，可背屈肢体或站立前倾以伸展痉挛的肌肉，或进行局部热敷按摩。

（5）贫血：孕中期胎儿发育速度加快，对营养物质的需求增加，如果孕妇不及时补充营养物质，特别是铁元素，会缺乏造血物质，容易引起贫血。孕中期以后，孕妇由于血容量增加，血液稀释，容易发生生理性贫血。孕期要规律产检，定期做血常规检查，积极纠正贫血，贫血时母体对胎儿的血液供应会减少，会造成胎儿宫内发育迟缓、胎儿宫内慢性缺氧，严重时甚至导致死胎。如果孕妇不及时补充足量的铁，血红蛋白下降到100g/L以下时，可发生病理性贫血。

3. 孕晚期

（1）腰背痛：由于子宫增大，孕妇重心前移，脊柱过度前凸，背阔肌持续紧张加上关节松弛造成腰背痛。缺钙也是引起腰背部肌肉酸痛的原因。日常活动时，孕妇尽量保持腰背挺直，按摩酸痛的肌肉，尽量休息，严重者应卧床，注意补钙。

（2）胸闷：妊娠最后几周增大的子宫体上推膈肌，引起呼吸困难。这种情况下，应尽量休息，卧床休息时，头部可多垫1个枕头。

（3）下肢水肿：孕晚期妇女易发生下肢水肿，因增大的子宫使下肢血液回流受阻，致下肢水肿，尤其是足踝水肿最为常见。休息后可消退，属正常现象。如水肿超过膝部，休息后不消退，为异常情况。

## 二、产后期妇女的特点与常见健康问题

产后期是产妇全身各系统器官（除乳腺）自身恢复的一段时间。这一时期产妇要哺育婴儿，加之产后角色的改变，其心理压力较大。社区护士应通过产后家庭访视等方式为产妇提供良好的产褥期保健。

### （一）产后期妇女的特点

产后期妇女的子宫逐渐恢复到孕前大小，坏死脱落的子宫内膜自阴道排出形成恶露；外阴轻度水肿；未哺乳妇女在产后 10 周左右可恢复排卵，哺乳妇女在产后 4～6 个月恢复排卵和月经来潮。心理上，有的产妇表现为兴奋、充满幸福，而有的产妇表现为不同程度的焦虑、抑郁、悲观等情绪。

### （二）常见健康问题

1. 恶露　指产后从子宫排出的液体，其内容物含有血液、蜕膜、少量胎膜等组织。恶露是产褥期妇女主要表现之一，属于正常生理现象，有血腥味但不臭，对女性身心健康不造成任何危害。恶露分为血性恶露、浆液恶露和白色恶露3种，一般会在产后持续4～6周，总量约为 500ml。恶露过多、血性恶露过多，有异味等情况提示产妇子宫收缩不良或子宫腔发生感染，须及时就医。

2. 乳头皲裂　表现为乳头表面有小裂口和溃疡，使得产妇哺乳时疼痛而无法哺乳，从而导致乳汁减少或乳汁淤积。社区护士应指导产妇注意保持乳头清洁卫生；注意正确的哺乳姿势；哺乳后挤出少量的乳汁涂在乳头上保护乳头；如发生乳头皲裂，暂不让婴儿吸吮乳头。

3. 会阴创口感染　以初产妇多见，产后 3d 内切口处水肿。由于产妇抵抗力下降，恶露的污染，创口处很容易发生感染。

4. 急性乳腺炎　好发生于产后 3～4 周，病人多是产后哺乳的妇女，以初产妇多见。由于乳汁淤积、细菌入侵感染引起。多表现为一侧乳房红、肿、热、痛，触之有肿块，严重者体温升高，社区护士应指导哺乳期妇女哺乳后将剩余乳汁吸空，哺乳前后清洁乳头，养成良好的哺乳习惯。

5. 下肢静脉血栓形成　表现为下肢皮肤温度下降或感觉麻木，患侧肢体有胀痛感，这是由于产妇在生产过程中，人体的凝血机制受到影响，导致机体处于高凝状态，活动减少，使血液淤积于静脉内，形成血栓。

6. 产后抑郁症　多见于产后 6 周，其表现与其他抑郁障碍相同，情绪低落、悲伤哭泣、烦躁不安、易激惹发火等，严重时失去生活自理和照顾婴儿的能力，悲观绝望、自伤自杀。预防产后抑郁症需要产妇在产前做好充分的准备，包括心理、身体、物质方面等；产后注意

调整心理，放松情绪，正确面对问题，保持积极心态；主动寻求家人帮助，夫妻之间相互支持鼓励；营造良好的休养环境，保证充足的睡眠和健康饮食。

## 三、健康管理服务内容

### （一）孕早期健康管理

1. 进行孕早期健康教育和指导　孕早期妇女应保持心情舒畅、生活规律、睡眠充足、劳逸结合；宜选择易消化吸收、清淡的食物，少食多餐，摄入充足的营养素，如叶酸、维生素A、碘、铁剂等；保持适量运动，增强肌肉和韧带的柔韧性，促进血液循环，提高血液中氧含量；戒烟、戒酒、戒毒、避免接触放射线；预防疾病，慎用药物，避免造成胎儿组织或器官发育畸形；孕早期避免性生活。

2. 孕13周前由孕妇居住地的乡镇卫生院、社区卫生服务中心建立《母子健康手册》，并进行第1次产前随访。详细询问其既往史，推算预产期；检查腹部，测量骨盆等。完善相关检查项目。

3. 孕妇健康状况评估　详细询问孕妇既往史，如年龄、职业、孕产史、家族史、配偶健康史、用药史等。对孕妇体态及精神进行观察。并进行一般体检、产科检查和进行血常规、尿常规、血型、肝功能、肾功能、乙型肝炎、血糖、阴道分泌物、梅毒血清学试验、HIV抗体检测等实验室检查。

4. 告知和督促孕妇进行产前筛查和产前诊断　产前筛查主要是筛查21-三体综合征、18-三体综合征和神经管缺陷3种较常见的先天畸形。产前诊断对象包括反复孕早期自然流产；既往有出生缺陷病史；家族成员遗传病史；神经管缺陷家族史；妊娠合并1型糖尿病、高血压、癫痫、哮喘；曾暴露于药物、病毒、环境危害中；父母近亲。

5. 根据检查结果填写《第1次产前检查服务记录表》，对具有妊娠危险因素和可能有妊娠禁忌证或严重并发症的孕妇，及时转诊到上级医疗卫生机构，并在2周内随访转诊结果。

### （二）孕中期健康管理

1. 进行孕中期健康教育和指导　孕16～20周、21～24周各进行1次。孕中期妇女心脏负荷较重，易疲劳，需要充分休息及睡眠；饮食宜新鲜、多样化，适当补充微量营养素，如维生素A、钙、铁、锌；宜进行适当运动，促进孕妇血液循环，促进胎儿新陈代谢，刺激胎儿器官及呼吸系统发育。此期是开展胎教的最佳时期，常用的胎教方法有音乐胎教法、抚摩胎教法、语言胎教法等。

2. 孕妇健康状况评估　通过询问、观察、一般体格检查、产科检查、实验室检查，对孕妇健康和胎儿的生长发育状况进行评估，识别需要做产前诊断和需要转诊的高危重点孕妇。

3. 对未发现异常的孕妇，除进行孕期生活方式、心理、运动、营养指导外，还应告知并督促孕妇进行预防出生缺陷的产前筛查和产前诊断。

4. 对发现有异常的孕妇，要及时转至上级医疗卫生机构，出现危急征象的孕妇要立即转至上级医疗卫生机构，并在2周内随访转诊结果。

### （三）孕晚期健康管理

1. 进行孕晚期健康教育和指导。孕妇要确保能量、蛋白质、维生素、微量元素、矿物质等各种营养素的摄入量；孕晚期是孕期最疲劳的阶段，应以休息为主。孕晚期应避免性生活。对孕妇进行分娩准备指导，确定分娩地点、识别临产先兆，指导孕妇从精神上、身体上和物质上做好分娩前的准备。

2. 开展孕妇自我监护方法、促进自然分娩、母乳喂养以及孕期并发症、合并症防治指导。指导孕妇和家属掌握数胎动的方法。听胎心是居家时对胎儿情况进行监护的可行性手段。指导家属掌握听胎心计数的方法，每日定时听胎心并记录。

3. 对随访中发现的高危孕妇应根据就诊医疗卫生机构的建议督促其酌情增加随访次数。随访中若发现有高危情况，建议其及时转诊。

### （四）产后访视

1. 访视时间　乡镇卫生院、村卫生室和社区卫生服务中心/站在收到分娩医院转来的产妇分娩信息后，应分别在产后第7天、第14天、第28～30天进行至少3次产后访视。

2. 访视内容

（1）观察、询问和检查：了解产妇一般情况，包括精神、睡眠、饮食及大小便等；观察子宫恢复和产后排尿情况；观察恶露，有无产褥感染；检查腹部、会阴伤口愈合情况；乳房有无红肿、硬结，乳头有无皲裂，输乳管是否通畅，乳汁的分泌量等。

（2）对产妇进行产褥期保健指导，对母乳喂养困难、产后便秘、痔疮、会阴或腹部伤口等问题进行处理。休养期间保持室内环境安静舒适、空气流通、阳光充足。指导产妇每日擦洗外阴，保持外阴清洁、干燥，预防感染。制订均衡的饮食计划，保证乳汁分泌，避免乳汁淤积。产褥期禁止性生活。

（3）转诊：发现有产褥感染、产后出血、子宫复旧不佳、妊娠合并症未恢复者以及产后抑郁等问题的产妇，应及时转至上级医疗卫生机构进一步检查、诊断和治疗。

（4）新生儿访视：通过观察、询问和检查，了解新生儿的基本情况。

### （五）产后42d健康检查

1. 乡镇卫生院、社区卫生服务中心为正常产妇做产后健康检查，异常产妇到原分娩医疗卫生机构检查。

2. 通过询问、观察、一般体检和妇科检查，必要时进行辅助检查，对产妇恢复情况进行评估。

3. 对产妇进行心理保健、性保健与避孕、预防生殖道感染、纯母乳喂养6个月、产妇和婴儿营养等方面的指导。

（1）心理保健：产后抑郁症是目前多发的疾病，要及时疏导产妇情绪，必要时需要心理门诊干预。

（2）性保健与避孕：产后42d起采取避孕措施，哺乳产妇以工具避孕为主，忌用含雌激素的避孕药,以免影响乳汁分泌。

(3) 预防生殖道感染:检查会阴切口恢复情况,有无切口肉芽组织形成,有无感染等表现。

(4) 纯母乳喂养:应坚持 6 个月母乳喂养,保持输乳管通畅。

(5) 产妇营养:进高蛋白、高能量、高维生素、易消化饮食,多喝汤、多吃蔬菜水果、限制辛辣刺激食品。

孕产妇的健康管理服务流程见图 5-2。

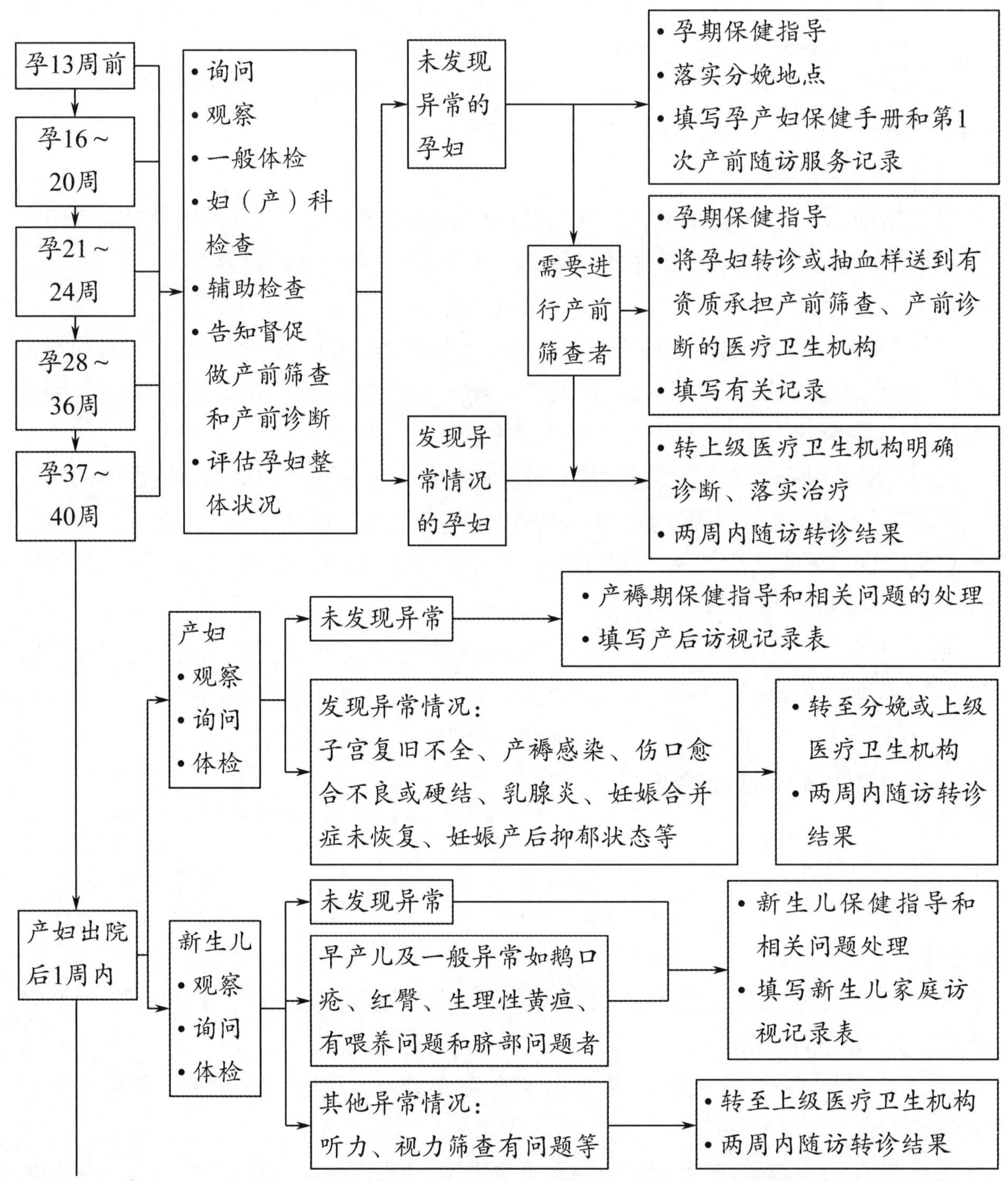

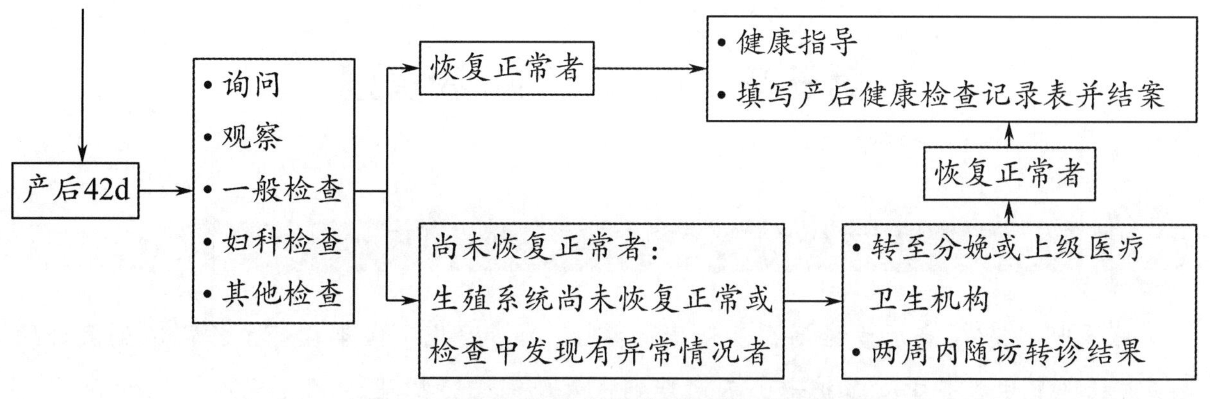


图 5-2　孕产妇的健康管理服务流程

## 四、健康管理服务要求

1. 开展孕产妇健康管理的乡镇卫生院和社区卫生服务中心应当具备服务所需的基本设备和条件。

2. 按照国家孕产妇保健有关规范要求，进行孕产妇全程追踪与管理工作，从事孕产妇健康管理服务工作的人员应取得相应的执业资格，并接受过孕产妇保健专业技术培训。

3. 加强与村 / 居委会、妇联相关部门的联系，掌握辖区内孕产妇人口信息。

4. 加强宣传，在基层医疗卫生机构公示免费服务内容，使更多的育龄妇女愿意接受服务，提高早孕建册率。

5. 每次健康管理服务后及时记录相关信息，纳入孕产妇健康档案。

6. 积极运用中医药方法，如饮食起居、情志调摄、食疗药膳、产后康复等，开展孕期、产褥期、哺乳期保健服务。

7. 有助产技术服务资质的基层医疗卫生机构在孕中期和孕晚期对孕妇各进行 2 次随访。没有助产技术服务资质的基层医疗卫生机构督促孕产妇前往有资质的机构进行相关随访。

## 五、健康管理工作指标

1. 早孕建册率　指辖区内孕 13 周前建册并进行第 1 次产前检查的孕妇人数占辖区内该时间段内活产数的比例。

$$早孕建册率=\frac{辖区内孕 13 周前建册并进行第 1 次产前检查的孕妇人数}{辖区内该时间段内活产数}\times 100\%$$

2. 产后访视率　指辖区内产妇出院后 28d 内接受过产后访视的产妇人数占辖区内该时间段内活产数的比例。

$$产后访视率=\frac{辖区内产妇出院后 28d 内接受过产后访视的产妇人数}{辖区内该时间段内活产数}\times 100\%$$

## 第三节　老年人的健康管理

工作情景与任务

张大妈,75 岁,患原发性高血压和冠心病 10 年。因儿子常年在外工作得不到很好的照顾,社区卫生服务中心派护士小王定期到张大妈家进行护理。

**工作任务:**

1. 运用老年人健康自评量表,对张大妈进行健康评估。
2. 针对张大妈的健康问题制订相应的护理计划。

### 一、基本概念

1. 老年人　WHO 对老年人年龄的划分标准有两个:在发达国家将 65 岁及以上的人群称为老年人;在发展中国家则将 60 岁及以上人群称为老年人。

2. 老年人口系数(coefficient of aged population)　又称老年人口比例,指某国家或地区的总人口构成中老年人口数占总人口数的比例。它是衡量人口老龄化程度最直接、最具代表性、最常用的指标。

3. 老龄化社会(aging society)　是指老年人口占总人口达到或超过一定的比例的人口结构模型。WHO 对老龄化社会的划分标准有两个。

(1) 发达国家的标准:65 岁及以上人口数达到或超过总人口数的 7% 以上,定义为老龄化社会(老龄化国家或地区)。

(2) 发展中国家的标准:60 岁及以上人口数达到或超过总人口数的 10% 以上,定义为老龄化社会(老龄化国家或地区),目前我国采用这个标准。

### 二、老年期的特点与常见健康问题

老年期是生命中的一个重要阶段,随着年龄的增长,人体结构和生理功能产生了一系列全身性、进行性的退行性生理改变,引起机体对内外环境的适应能力逐渐衰退,表现出特殊的生理和心理特点。

#### (一) 老年期特点

1. 身体特征　老年人的骨质开始疏松,椎间盘脱水变薄,身材呈现弯腰驼背,身高变矮。皮下脂肪减少、弹力纤维退化、外分泌腺萎缩,皮肤变薄、松弛、弹性下降,出现老年斑,皱纹加深。头发变白、脱落。牙龈萎缩,牙齿松动或脱落。

2. 心理特征　老年人与收集信息有关的记忆等智能趋于减退；与言语理解有关的推理等智能仍保持并发展，思维方式发展为关系性及主题性，善于把握事物的本质。感情趋于平稳，但一旦激动难以平复。因依赖倾向增加常会出现不安、无能为力感。由于体弱多病、社会角色的转变以及一些生活事件的发生，如退休、丧偶、子女结婚等，常会出现消极情绪和情感，如失落感、孤独感、焦虑、抑郁、恐惧、自卑等。

知识窗

**健康老年人标准**

2013 年中华医学会老年医学分会制定的我国健康老年人的标准是：

1. 重要脏器的增龄性改变未导致功能异常；无重大疾病；相关高危因素控制在与年龄相适应的达标范围内；具有一定的抗病能力。

2. 认知功能基本正常；能适应环境；处事乐观积极；自我满意或自我评价好。

3. 能恰当处理家庭和社会人际关系；积极参与家庭和社会活动。

4. 日常生活活动正常，生活自理或基本自理。

5. 营养状况良好，体重适中，保持良好生活方式。

## （二）常见健康问题

1. 老年综合征　指老年人由于多种疾病或多种原因造成的同一种临床症状或问题的综合征，包括日常活动能力下降、认知功能障碍、抑郁、谵妄、痴呆、沮丧、跌倒、骨质疏松症、头晕、感觉丧失、营养不良和体重减轻、疼痛、药物滥用、尿失禁和医源性问题等。

2. 老年人衰弱　是一种由于多个生理系统累积功能下降而导致的生物学症状，表现为储备能力和抵御能力下降，最终对不良结局的易感性增加。衰弱是一种功能稳态失衡导致的病理生理状态，以各器官、系统、分子、细胞和组织损伤的积累为特点，以消瘦、耐力降低、平衡和运动功能下降、动作减慢、相对活动度降低，伴随认知功能下降为特征。

3. 皮肤瘙痒症　老年人皮脂分泌减少，皮肤老化，使皮肤缺乏皮脂保护、含水量减少。洗澡过勤、热水烫洗、寒冷干燥气候以及理化因素刺激均可引起皮肤瘙痒。可通过保持皮肤湿润、祛除各种刺激因素、洗浴后涂润肤霜等方法预防。

4. 老年人跌倒　跌倒是我国 65 岁以上老年人因伤害死亡的首位原因，因受伤到医疗机构就诊的老年人中，50% 以上是因为跌倒。老年人跌倒可导致身体器质性伤害，如内脏器官损伤、软组织撕裂伤、骨折等；独立生活能力降低，身体失能或功能下降，生活质量下降。跌倒还可引起心理障碍，如跌倒恐惧症，使其活动范围受限，活动能力降低。

5. 阿尔茨海默病　又称老年性痴呆，是一种中枢神经系统原发性退行性疾病，起病隐匿，病程呈慢性进行性，主要表现为渐进性记忆障碍、认知功能障碍、人格改变以及语言障碍、神经精神症状，严重影响社交、职业与生活能力。

## 三、健康管理服务内容

老年人健康管理以辖区内65岁及以上常住居民为服务对象，每年提供1次健康管理服务，包括生活方式和健康状况评估、体格检查、辅助检查和健康指导。

### （一）生活方式和健康状况评估

通过问诊以及老年人健康状态自评，了解其基本健康状况、体育锻炼、饮食、吸烟、饮酒、慢性病常见症状、既往所患疾病、治疗以及目前用药和生活自理能力等情况。

### （二）体格检查

1. 进行常规体格检查包括体温、脉搏、呼吸、血压、身高、体重、腰围、皮肤、浅表淋巴结、肺部、心脏、腹部等。

2. 对口腔、视力、听力和运动功能等进行粗测判断。

### （三）辅助检查

包括血常规、尿常规、肝功能（血清谷草转氨酶、血清谷丙转氨酶和总胆红素）、肾功能（血清肌酐和血尿素氮）、空腹血糖、血脂（总胆固醇、甘油三酯、低密度脂蛋白胆固醇、高密度脂蛋白胆固醇）、心电图和腹部B超（肝、胆、胰、脾）检查。

### （四）健康指导

进行健康生活方式、合理营养、疫苗接种、骨质疏松预防、意外伤害预防和自救、认知和情感等健康指导。

1. 健康生活方式　老年人起居要有规律，保持充足的睡眠；合理的营养膳食和充足的饮水；戒烟、限酒；控制体重，适当运动；保持心理平衡。

2. 合理营养

（1）适当控制能量摄入，保证营养均衡：避免高糖、高脂肪、高蛋白的摄入，增加优质蛋白的摄入，控制动物脂肪的摄入，保证微量元素、维生素的摄入，多吃蔬菜、水果，体重维持在标准体重上下10%的范围内。

（2）限制盐的摄入：正常老年人的食盐摄入量应低于5g/d。

（3）食物要粗细搭配，细软易于消化：烹调宜采用蒸、煮、炖、煨等方式，可做成菜泥、菜汁、粥、羹等，少用煎炸，同时注意色、香、味，以提高食欲。

（4）多饮水：饮水量控制在1 500～1 700ml/d。

（5）饮食习惯：老年人饮食要有规律，定时定量、少食多餐、有节制、不偏食。早餐食物富含蛋白质，午餐食物种类丰富，晚餐食物清淡。

知识窗

## 老年人膳食指南

合理膳食对改善老年人的营养状况、增强抵抗力、预防疾病、延年益寿，提高生活质量具有重要作用。①饮食多样化；②主食中包括一定量的粗粮、杂粮，包括全麦、玉米、小米、荞麦、燕麦等，粗粮比精粮含有更多的维生素、矿物质和膳食纤维；③每天饮用牛奶或食用奶制品；④食用大豆或其制品；⑤适量食用动物性食品，禽肉和鱼肉脂肪含量较低，较易消化，适于老年人食用；⑥多吃蔬菜、水果；⑦饮食清淡、少盐，避免过多的钠摄入引起高血压。

3. 疫苗接种　老年人可接种的疫苗有流感疫苗、肺炎链球菌疫苗和带状疱疹疫苗。因流行性感冒病毒易于变异，每年的流感疫苗都不同。

4. 骨质疏松预防　预防措施包括适量运动、戒烟、限酒、合理营养等。

5. 意外伤害预防和自救：老年人常见的意外伤害有坠床、跌倒、呛噎等。

（1）预防措施：坠床的预防措施包括选用宽大舒适的床，对有意识障碍的老年人加用床档，卧室内安装光线柔和的夜灯等。跌倒的预防措施包括居室地面平整、卫生间安装坐便器和扶手、浴池边铺防滑垫、调低床的高度、衣裤长短合适、鞋袜大小合适等。呛噎的预防措施包括进食时尽量采取坐位或半卧位、进食速度慢、小口慢咽、勿边进食边说笑等。

（2）自救措施：老年人摔倒后，不要急于尝试站起来。要尽量通过屈腿翻转身体，呈俯卧位，借助双手和膝关节跪地起身。身边如果有比较稳定的床或者椅子，可以借助它们站起来。如果发现体力不足以支撑自己站起来时，应当先屈腿，尝试用双脚和肘移动身体，找到身边比较柔软的东西垫在身下，保持比较舒适的体位，寻求帮助并等待救援。老年人发生呛噎后，取立位姿势，抬起下颌，头后仰使气道变直，然后将上腹部靠在椅子靠背上、桌子边缘或阳台栏杆转角，对上腹部施加压力，可以让阻塞物吐出。同时，尽快拨打急救电话。

6. 认知和情感指导　鼓励老年人积极主动参与社会交往活动、培养积极的老化态度、有针对性地进行认知功能的干预训练，如记忆策略、加工速度、认知控制以及综合认知能力等。情感问题使老年人变得脆弱、敏感、自私、孤独、抑郁等，容易诱发阿尔茨海默病等疾病。指导老年人正确对待子女回家难的问题，要经常和老朋友保持联系，鼓励老年人追求爱情、追求幸福生活。

### （五）其他

1. 对发现已确诊的原发性高血压和2型糖尿病等病人同时开展相应的慢性病病人健康管理。

2. 对患有其他疾病（非高血压或糖尿病）的老年人，及时治疗或转诊。

3. 对发现有异常的老年人，建议定期复查或向上级医疗机构转诊。

4. 告知或预约下次健康管理服务的时间。

老年人的健康管理服务流程见图 5-3。

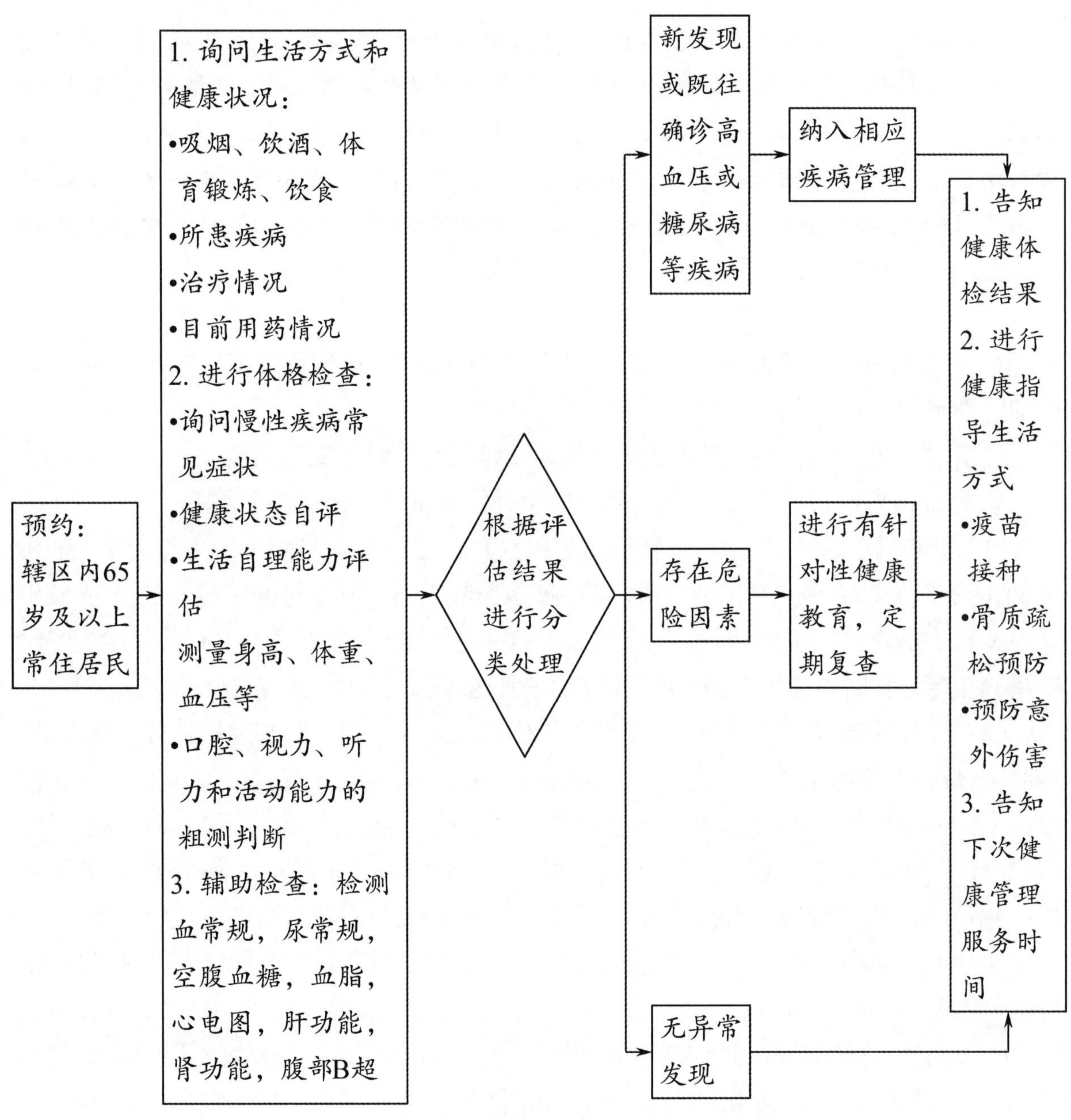

图 5-3　老年人的健康管理服务流程

## 四、健康管理服务要求

1. 开展老年人健康管理服务的乡镇卫生院和社区卫生服务中心应当具备服务内容所需的基本设备和条件。

2. 加强与村 / 居委会、派出所等相关部门的联系，掌握辖区内老年人口信息变化。

加强宣传，使更多的老年人愿意接受服务。

3. 每次健康检查后，及时将相关信息记入健康档案。对于已纳入相应慢性病健康管理的老年人，本次健康管理服务可作为一次随访服务。

4. 积极应用中医药方法为老年人提供养生保健、疾病防治等健康指导。

## 五、健康管理工作指标

评价老年人健康管理工作的指标是老年人健康管理率，指年度内接受健康管理人数占年内辖区内 65 岁及以上常住居民数的比例。接受健康管理是指建立了健康档案、接受了健康体检及健康指导、健康体检表填写完整。

$$老年人健康管理率=\frac{年度内接受健康管理人数}{年内辖区内 65 岁及以上常住居民数}\times 100\%$$

**本章小结**

本章的学习重点是儿童、孕产妇以及老年人的健康管理服务内容与服务流程。难点是常见健康问题的处理。学习过程中，要注意列表比较 3 类重点人群的健康管理服务内容。

（李　娜）

## 思考题

1. 患儿，出生 8d，以脐部红肿、渗血，有脓性分泌物伴有臭味，来社区卫生服务中心就诊。体格检查：T 39℃。请问：

（1）该患儿有什么健康问题？

（2）应如何指导家长进行预防？

2. 黄女士顺产一女婴，产后出院 14d 来社区门诊检查。一般情况良好，睡眠、饮食、大小便正常，阴道排出物呈淡红色，浆液性，有血腥味，但无臭味。请问：

（1）黄某处于产后的哪个时期？

（2）黄某有什么健康问题？

3. 王大爷，75 岁，无高血压、心脏病、糖尿病病史。夜间在卫生间发生晕厥而跌倒，随后自行爬起，无意识障碍和肢体活动障碍。请问：

（1）预防老年人跌倒的措施有哪些？

（2）老年人跌倒后如何自救？

# 第六章 社区慢性病病人的健康管理

06 章 数字资源

学习目标

1. 具有尊重病人、关爱病人的意识。
2. **掌握:**慢性病的管理原则;高血压病人和 2 型糖尿病病人的健康管理服务内容。
3. **熟悉:**慢性病的危险因素、高血压和 2 型糖尿病的流行情况与三级预防策略。
4. **了解:**慢性病的概念与特征、高血压病人及 2 型糖尿病病人的健康管理服务要求及工作指标。
5. 学会为高血压病人、2 型糖尿病病人制订健康干预方案。

## 第一节 慢性病概述

随着医学科学与经济社会的发展,以及人们生活方式的改变,疾病谱和死因谱也随之发生了变化,慢性病已逐渐取代急性传染性疾病,成为影响我国居民健康的主要问题,如心脑血管疾病、糖尿病和肿瘤等。慢性病的伤痛和昂贵的医药费严重影响了病人的生活质量,也给家庭和社会带来巨大的经济负担。在社区开展慢性病病人的健康管理,对控制慢性病的发病率、致残率和死亡率,改善和提高病人的生活质量具有积极的意义。

### 一、慢性病的概念与特征

#### (一)慢性病的概念

慢性病(chronic disease)是慢性非传染性疾病(noncommunicable chronic disease)的简称,是对一类起病隐匿、病程长,且病情迁延不愈、缺乏明确的传染性生物病因证据,病因复杂或病因尚未完全确认的疾病的概括性总称。

### （二）慢性病的特征

1. 病因复杂　多种因素共同致病，表现为一果多因，其中行为和生活方式是主要危险因素；多种因素相互关联，表现为一因多果，如肥胖是高血压、糖尿病的共同危险因素。

2. 发病隐匿，病程漫长　慢性病主要包括心脑血管疾病、肿瘤、慢性阻塞性肺疾病、糖尿病、口腔疾病，以及肾脏、骨骼、神经等器官系统疾病。慢性病的发生与发展大多缓慢而隐蔽，多数病人在发病早期无典型临床症状，被确诊时机体组织器官的病理改变已经不可逆转，往往无法治愈且并发症较多。由于病程漫长，需要长期的治疗和护理，给个人、家庭、社会都带来了沉重的负担。

3. 导致功能丧失和残障　慢性病由于病程迁延，组织器官不可逆的病理改变，导致进行性身体结构损伤，进而引起功能丧失和残障。随着慢性病患病率不断增高，心脑血管疾病、糖尿病、肿瘤等慢性病已成为病人功能丧失、残障的主要原因。据统计，糖尿病病人的冠心病发病率是非糖尿病病人的 3 倍，且在病程 10 年和 15 年后，分别有 40%～50% 和 70%～80% 的病人并发视网膜病变而导致视力残障。

4. 患病率和死亡率高　《中国居民营养与慢性病状况报告（2020 年）》显示：随着居民人均预期寿命和慢性病病人生存期的不断延长，加之人口老龄化、城镇化、工业化进程加快和行为危险因素的影响，我国慢性病病人基数仍将不断扩大。同时因慢性病死亡的比例也会持续增加。

5. 低龄化趋势　由于工作压力大、睡眠不足、不良的饮食习惯、缺乏运动等因素的影响，慢性病正在向年轻劳动力人口转移。流行病学调查显示我国有 1/3 的人中年早逝，主要是由慢性病造成的。

## 二、慢性病的危险因素

影响慢性病发生发展的危险因素很多，主要包括行为和生活方式因素、环境因素、遗传及生物学因素、精神心理因素等，其中行为和生活方式因素是主要的危险因素。

### （一）行为和生活方式因素

不良生活方式是慢性病的重要原因，常见的不良生活方式包括不合理膳食、缺乏体育锻炼和吸烟等。

1. 不合理膳食　均衡膳食是健康的重要基石，不合理膳食则是慢性病的主要原因之一。不合理膳食包括膳食结构不合理、烹调方式不当、不良饮食习惯等。如高脂肪、高胆固醇饮食与动脉硬化的发生关系密切；烟熏食物中的苯并 [a] 芘、腌制食物中的亚硝酸盐均是高致癌物质；饮食不规律可导致胃肠疾病。

2. 缺乏体育锻炼　运动可加快血液循环，增强心肺功能，提高新陈代谢。反之运动量不足，是导致超重或肥胖的重要原因，也是许多慢性病的危险因素。

3. 吸烟　吸烟是肺癌、冠心病、慢性阻塞性肺疾病等多种疾病的重要危险因子，吸烟量越大、吸烟起始年龄越小、吸烟史越长，对身体的损害越大。

4. 酗酒　长期过量饮酒增加了心血管的负担，可诱发、加重心脑血管疾病的发生。同时，酒精总摄入量越大，肝癌发病的危险性越高。

### （二）环境因素

1. 自然环境　环境污染对人的健康产生了直接的、间接的或潜在的危害。空气污染、噪声污染、水源污染、土壤污染等都与癌症或肺部疾病的发生密切相关。

2. 社会环境　社会政治状况、经济水平、民俗习惯、居民受教育程度及国家的卫生政策、医疗保健服务体系等不同程度地影响人们的健康。

### （三）遗传与生物学因素

许多慢性病，如高血压、冠心病、糖尿病、恶性肿瘤等都有家族遗传倾向；大多数慢性病的患病率随年龄的增长而增高；部分慢性病的患病率表现出性别上的差异；年龄、性别、遗传等生物因素对慢性病的影响，在目前的医疗条件下暂时是无法控制的。

### （四）精神心理因素

随着社会和经济的快速发展，人们的生活节奏、工作压力和人际关系都发生了飞速的变化，导致精神心理问题日益凸显。长期精神紧张、心理抑郁或焦虑等可导致内分泌失调、血压升高、心率加快、机体免疫功能降低，从而导致某些慢性病的发生。

## 三、我国慢性病的流行状况

《中国居民营养与慢性病状况报告（2020年）》的数据显示，我国慢性病的流行状况是：

### （一）慢性病患病率呈上升趋势

我国18岁及以上居民高血压患病率为27.5%，糖尿病患病率为11.9%，高胆固醇血症患病率为8.2%，40岁及以上居民慢性阻塞性肺疾病患病率为13.6%，与2015年发布的结果相比均有所上升。居民癌症发病率为293.9/10万，仍呈上升趋势，肺癌和乳腺癌分别位居男、女性癌症发病率的首位。

### （二）慢性病死亡比例持续增加

我国慢性病病人基数仍在不断扩大，同时因慢性病死亡的比例也在持续增加。2019年我国因慢性病导致的死亡人数占总死亡人数的88.5%，其中心脑血管病、癌症、慢性呼吸系统疾病的死亡比例为80.7%，防控工作面临巨大的挑战。

### （三）慢性病的危险因素仍普遍存在

虽然居民的健康意识逐步增强，部分慢性病行为危险因素流行水平呈现下降趋势，如居民吸烟率、二手烟暴露率、经常饮酒率均有所下降。但慢性病的危险因素仍普遍存在，如不合理膳食、血脂异常、超重和肥胖、体育活动不足等。这些危险因素是导致绝大多数慢性病病人死亡的主要原因。

### （四）重大慢性病过早死亡率逐年下降

2019 年我国居民因心脑血管疾病、癌症、慢性呼吸系统疾病和糖尿病等 4 类重大慢性病导致的过早死亡率为 16.5%，与 2015 年的 18.5% 相比下降了 2%，降幅达 10.8%，慢性病导致的劳动力损失明显减少。

## 四、慢性病的管理原则

WHO 防治慢性病的行动框架中，强调个人在慢性病防治中的责任。任何国家和地区在制订慢性病防治的策略和选择防治措施时，都至少要考虑以下原则：

1. 强调在社区及家庭水平上降低最常见慢性病的危险因素，进行生命全程预防。

2. 全人群策略和高危人群策略并重。

3. 三级预防并重，采取以健康教育、健康促进为主要手段的综合措施，把慢性病作为一类疾病共同防治。

4. 加强社区慢性病防治的行动。

5. 传统的卫生服务模式向新型慢性病保健模式发展。包括服务的内容、方式，鼓励病人共同参与、促进，支持病人自我管理，加强病人定期随访，加强与社区和家庭合作等内容。

6. 改变行为危险因素和预防慢性病时，要以生态健康促进模式及科学的行为改变理论为指导，建立以政策及环境改变为主要策略的综合性社区行为危险因素干预项目。

# 第二节　高血压病人的健康管理

工作情景与任务

某社区卫生服务站接诊一位张大爷，因其与亲友聚餐饮酒后头痛、头晕，休息半小时仍不见好转。体格检查：身高 176cm，体重 102kg，血压 180/110mmHg。经询问，张大爷 1d 前从乡下进城与子女团聚。平时身体强健，喜抽烟、喝酒和吃荤，口味较重。近 1 年来，时有头痛、头晕，休息后能缓解，故未就医。初步诊断：原发性高血压。

**工作任务：**

1. 说出高血压的主要危险因素。

2. 为张大爷制订健康干预方案。

## 一、高血压概述

高血压（hypertension）是以体循环动脉血压增高（收缩压≥140mmHg 和 / 或舒张压≥90mmHg）为主要临床表现的心血管综合征。高血压分为原发性高血压和继发性高血压，原发性高血压又称高血压病，占 90% 以上，是社区人群中高血压的主要类型。

### （一）我国人群高血压流行情况

我国第六次高血压患病率调查（2012—2015 年）结果显示：高血压的患病率呈升高趋势；高血压病人的知晓率、治疗率和控制率仍处于较低的水平；高钠、低钾膳食，超重和肥胖是我国人群重要的高血压危险因素。

1. 患病率呈升高趋势　我国 18 岁及以上居民高血压患病率大约为 27.9%，患病率总体呈增高的趋势。人群高血压患病率随年龄增加而显著增高。患病率男性高于女性、北方高于南方的现象仍存在，但目前差异正在转变，呈现出大中型城市高血压患病率较高，农村地区居民的高血压患病率增长速度较城市快的特点。

2. 病人的知晓率、治疗率和控制率较低　病人的知晓率、治疗率和控制率是反映高血压防治状况的重要评价指标。全国调查数据显示，我国高血压病人的知晓率、治疗率和控制率近年来有明显提高，但总体仍处于较低的水平，分别为 51.6%、45.8% 和 16.8%。

### （二）高血压的危险因素

高血压的危险因素分为不可改变因素和可改变因素。危险因素包括遗传因素、年龄以及多种不良生活方式等。随着高血压危险因素聚集的数目和严重程度增加，血压水平呈现升高的趋势，高血压患病风险增大。

1. 不可改变因素　包括遗传、性别和年龄等。

（1）遗传：高血压的发病以多基因遗传为主，约 60% 高血压病人有高血压家族史。父母均为高血压者，其子女的高血压发病概率高达 46%。

（2）年龄：高血压发病的危险度随年龄的增加而升高，老年人心血管病发病率高，绝对危险值高。

（3）性别：男性、女性高血压总体患病率差别不大，青年期男性略高于女性，中年后女性稍高于男性。

2. 可改变因素　包括饮食、体重、过量饮酒、长期精神紧张等。

（1）高钠、低钾膳食：高钠、低钾膳食是我国人群重要的高血压发病危险因素。调查发现 2012 年我国 18 岁及以上居民人均每日烹调盐摄入量为 10.5g，虽低于 1992 年的 12.9g 和 2002 年的 12.0g，但与《中国居民膳食指南（2022）》的食盐摄入量推荐标准 5g 有较大差距。

（2）超重和肥胖：超重和肥胖是高血压患病的重要危险因素。近年来，我国人群中超重和肥胖的比例明显增加。调查结果发现，随着体重指数（BMI）的增加，超重组人群和肥胖组人群的高血压发病风险是体重正常组人群的 1.16～1.28 倍，其中内脏型肥胖与高血压的关系较为密切。

（3）过量饮酒：过量饮酒包括危险饮酒（男性日均纯酒精摄入量 41～60g，女性日均纯酒精摄入量 21～40g）和有害饮酒（男性日均纯酒精摄入量 60g 以上，女性日均纯酒精摄入量 40g 以上）。我国饮酒人数众多，18 岁以上居民饮酒者中有害饮酒率为 9.3%。限制饮酒与血压下降显著相关，酒精摄入量平均减少 67%，收缩压下降 3.31mmHg，舒张压下降 2.04mmHg。

（4）长期精神紧张：精神紧张包括焦虑、担忧、心理压力大、紧张、愤怒、恐慌或恐惧等。长期精神紧张导致交感神经兴奋，引起血压升高。

（5）其他危险因素：包括缺乏体力活动、糖尿病、血脂异常等。

### （三）高血压的三级预防策略

1. 高血压的三级预防目标　一级预防目标是控制高血压的危险因素，预防其发生；二级预防的目标是早发现、早诊断、早治疗高血压病人以及防治并发症；三级预防的目标是延缓已存在的高血压并发症的进展、降低致残率和死亡率，改善病人的生存质量。

2. 高血压的三级预防策略

（1）一级预防的策略：一级预防的目的是针对未发生高血压的人群，采取控制措施减少高血压的发生，也称为原发性预防。高血压的一级预防采取“全人群策略”和“高危人群策略”。①“全人群策略”是干预全社会人群，通过广泛的健康教育和健康促进，促使全人群采取健康的行为和生活方式，减少高血压的危险因素，对高血压预防具有较大潜力和深远意义。②“高危人群策略”是对已有高血压的危险因素存在但尚未发生高血压的个体或群体开展预防，从外因和内因两方面入手控制高血压的危险因素。外因方面：定期进行宣传教育，提高高危人群对高血压防治的知晓度和参与度，认识高血压的危险性和预防重点。内因方面：坚持健康生活方式，如合理膳食、适量运动、戒烟限酒和心理平衡等；积极控制易诱发高血压的疾病，如肥胖、高血脂等，及早进行干预，防止高血压的发生。

（2）二级预防的策略：世界卫生组织研究表明，人类三分之一的疾病通过早期发现可以得到有效控制。通过对辖区内 35 岁及以上常住居民每年免费测一次血压进行筛查，早期发现高血压病人。一旦确诊高血压应积极治疗，包括生活方式干预和药物治疗。下列情况必须使用抗高血压药强化治疗：高血压 2 级及以上病人；高血压合并糖尿病，或者已经有心、脑、肾等靶器官损害和并发症病人；凡血压持续升高，改善生活行为后血压未获得有效控制的病人；按心血管危险分层，属于高危和很高危的病人。降压治疗的目标是血压控制达标，目的是预防高血压病情加重，避免靶器官受损。

（3）三级预防的策略：对于已发生心、脑、肾、血管损害或并发症的高血压病人，通过积极的治疗，预防进一步恶化和后遗症的发生，降低病死率和致残率；对于因疾病而致残者，通过康复技术，恢复生活与劳动能力进而达到病而不残，残而不废，促进健康。

知识窗

**《高血压院外互联网管理中国专家共识》要点**

1. 高血压病人院外管理的主要适宜人群：①高血压诊治方案明确且血压控制稳定的复诊者；②伴有相关危险因素和靶器官损害，诊治方案明确且病情控制稳定者；③虽病情反复，但经调整药物治疗方案后血压控制达标、稳定者；④治疗依从性差或未进行生活方式干预且愿意加入院外管理的高血压病人。

2. 高血压院外互联网管理以规范院外血压监测管理为切入点，管理内容还包括高血压风险评估、规范药物治疗、生活方式指导、提高治疗依从性及病人健康教育。

3. 对于适宜线上管理的人群可转至院外互联网管理，通过各种健康监测设备，进行分级诊疗血压管理。同时应严格执行线上线下双向转诊的医疗原则。

## 二、健康管理服务内容

规范的健康管理服务可以提高病人对高血压的知晓率、高血压的治疗率和控制率，是有效防治高血压的重要措施。高血压健康管理服务对象为辖区内 35 岁及以上常住居民中原发性高血压病人，服务内容包括筛查、随访评估、分类干预和健康体检。

### （一）筛查

1. 对辖区内 35 岁及以上常住居民，每年为其免费测量 1 次血压（非同日 3 次测量）。

2. 对第一次发现收缩压≥140mmHg 和 / 或舒张压≥90mmHg 的居民在去除可能引起血压升高的因素后预约其复查，非同日 3 次测量血压均高于正常，可初步诊断为高血压。对第一次发现血压增高，且有下列情况的病人应转诊到有条件的上级医院确诊并取得治疗方案，2 周内随访转诊结果。①合并严重的临床情况或靶器官损害，需要进一步评估治疗。②多次测量血压水平达 3 级，需要进一步评估治疗。③怀疑继发性高血压。④妊娠和哺乳期妇女。⑤高血压急症及亚急症。⑥因诊断需要到上级医院进一步检查。对所有确诊的原发性高血压病人进行登记后纳入高血压病人健康管理。

3. 对于血压正常，但有以下 6 项指标中的任一项高危因素者，列为高危人群，要求其每半年至少测量 1 次血压，并接受医务人员的生活方式指导：

（1）血压高值：收缩压 130～139mmHg 和 / 或舒张压 85～89mmHg。

（2）超重或肥胖，和 / 或腹型肥胖。

超重：BMI 24～<28kg/m$^2$；肥胖：BMI≥28kg/m$^2$。腹型肥胖：男（腰围）≥90cm（2.7 尺），女（腰围）≥85cm（2.6 尺）。

（3）高血压家族史（一、二级亲属）。

（4）长期高盐膳食。

（5）长期过量饮酒（每日饮白酒≥100ml）。

（6）年龄≥55岁。

高血压的筛查流程见图6-1。

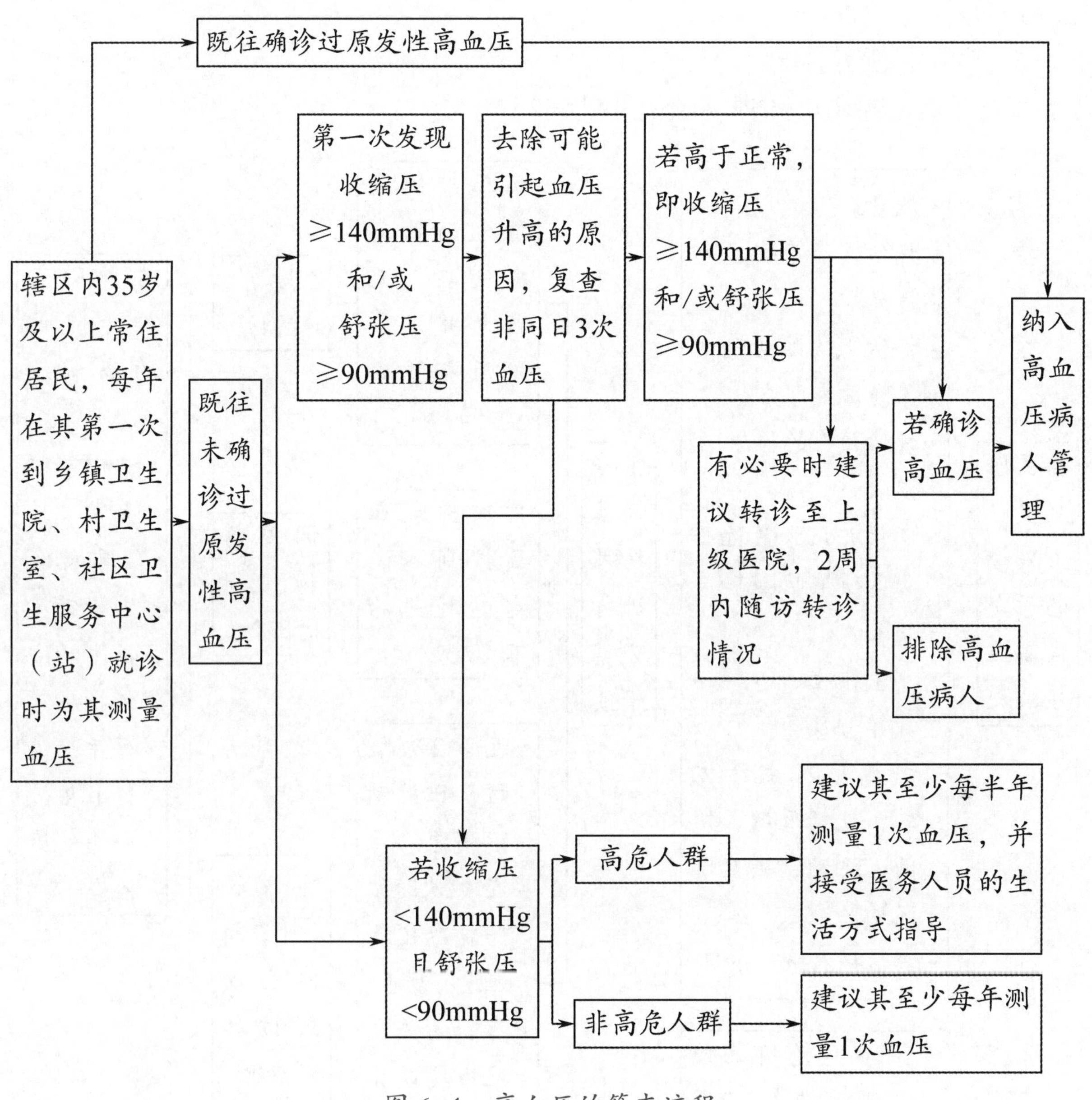


图6-1　高血压的筛查流程

### （二）随访评估

对原发性高血压病人，每年要提供至少4次面对面的随访评估，随访内容有：

1. 测量血压并评估是否存在危急情况　如出现收缩压≥180mmHg和/或舒张压≥110mmHg；意识改变、剧烈头痛或头晕、恶心、呕吐、视物模糊、眼痛、心悸、胸闷、喘憋不能平卧及处于妊娠期或哺乳期同时血压高于正常等危急情况之一，或存在不能处理的其他情况时，须在处理后紧急转诊。对于紧急转诊者，乡镇卫生院、村卫生室、社区卫生服务中心/站应在2周内主动随访病人转诊情况。

2. 若不需紧急转诊，询问上次随访到此次随访期间的症状。

3. 测量病人体重、心率，计算体重指数（BMI）。

4. 询问病人疾病情况和生活方式，包括心脑血管疾病、糖尿病、吸烟、饮酒、运动、摄盐情况等。

5. 了解病人服药情况。

高血压病人的随访评估服务流程见图6-2。

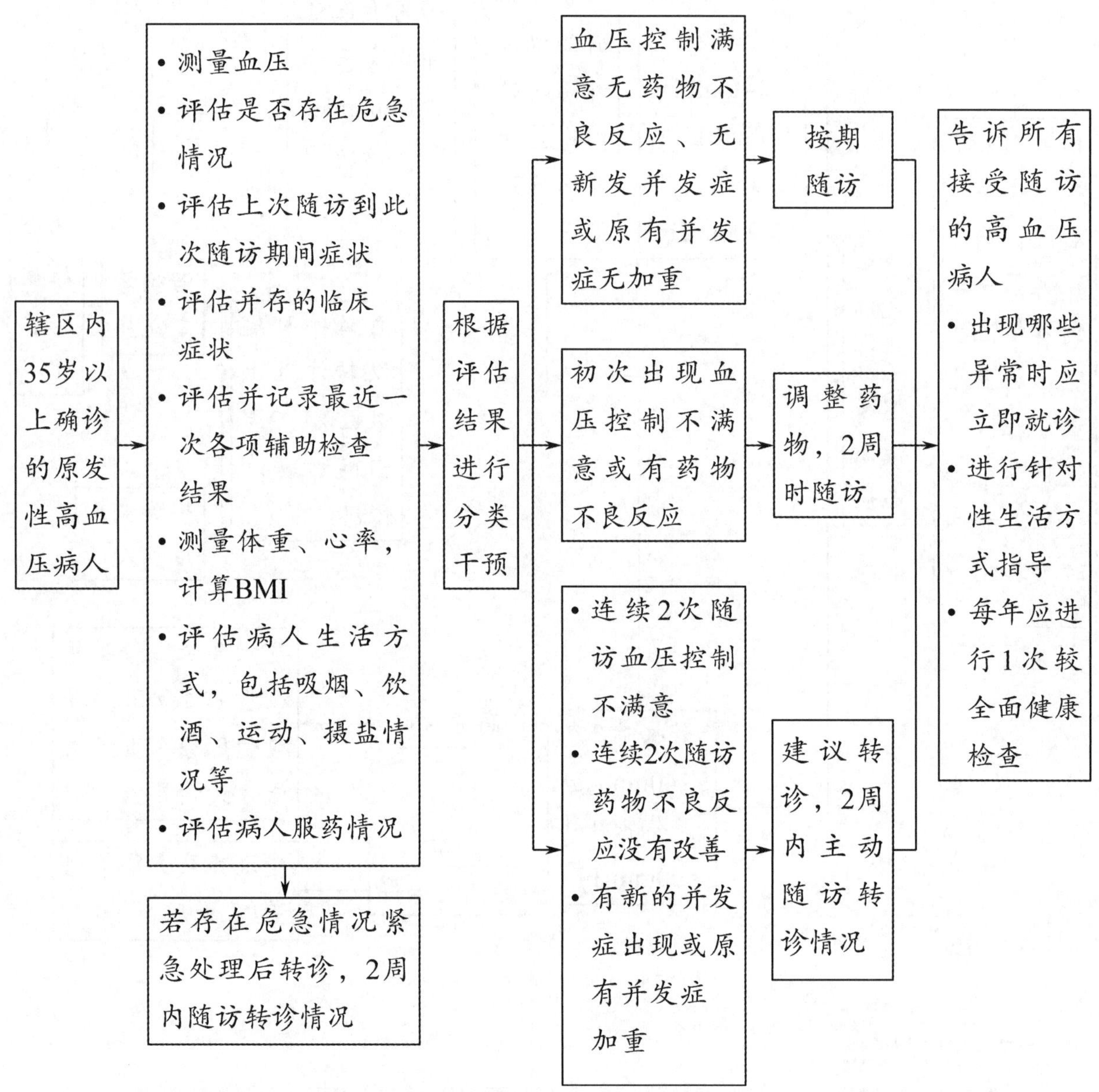


图6-2 高血压病人的随访评估服务流程

## （三）分类干预

根据高血压病人的随访评估结果，对高血压病人进行分类干预。

1. 对血压控制满意，无药物不良反应，无新发并发症或原有并发症无加重的病人，预约下一次随访时间。高血压病人血压控制满意的标准为一般高血压病人血压降至

140/90mmHg 以下；65 岁及以上老年高血压病人的血压降至 150/90mmHg 以下，如果能耐受，可进一步降至 140/90mmHg 以下；一般糖尿病或慢性肾脏病病人的血压目标可以在 140/90mmHg 基础上再适当降低。

2. 对第一次出现血压控制不满意，或出现药物不良反应的病人，结合其服药依从性，必要时增加现用药物剂量、更换或增加不同类型的抗高血压药，2 周内随访。

3. 对于连续 2 次出现血压控制不满意、药物不良反应难以控制以及出现新的并发症或原有并发症加重的病人，建议其转诊到上级医院，2 周内主动随访转诊情况。

4. 对所有高血压病人和高危人群进行生活方式干预。

（1）平衡钾钠：我国居民的膳食中 75.8% 的钠盐来自家庭烹饪用盐，其次为高盐调味品。为了预防高血压和降低高血压病人的血压，成年人氯化钠的摄入量不超过 5g/d。所有高血压病人均应采取各种措施限制钠盐摄入量，主要措施：①减少烹调用盐及含钠高的调味品（包括味精、酱油）；②避免或减少含钠盐量较高的加工食品，如咸菜、火腿、各类炒货和腌制品；③建议在烹调时使用定量盐勺。增加膳食中钾摄入量可降低血压，主要措施：①增加富钾食物（新鲜蔬菜、水果和豆类）的摄入量；②肾功能良好者可选择低钠富钾替代盐。

（2）合理膳食：建议高血压病人饮食以水果、蔬菜、低脂奶制品、富含膳食纤维的全谷物、植物来源的蛋白质为主，减少饱和脂肪酸和胆固醇摄入。

（3）控制体重：将体重维持在健康范围内（BMI 18.5～23.9kg/m$^2$，腰围：男性 <90cm，女性 <85cm）。控制体重的措施包括控制能量摄入、加强体育锻炼、行为干预。在膳食平衡基础上减少每日总能量摄入，控制高能量食物（高脂肪食物、含糖饮料和酒类等）的摄入，适当控制碳水化合物的摄入；提倡进行规律的中等强度的有氧运动、减少久坐时间。

（4）戒烟：吸烟是心血管病的主要危险因素之一，被动吸烟也显著增加心血管疾病风险。建议并督促高血压病人戒烟的具体做法有：询问每位病人每日吸烟数量及吸烟习惯等，并应用清晰、强烈、个性化方式建议其戒烟；评估吸烟者的戒烟意愿后，帮助吸烟者在 1～2 周的准备期后采用“突然停止法”开始戒烟；指导病人应用戒烟药物对抗戒断症状，如尼古丁贴片、尼古丁咀嚼胶、盐酸安非他酮缓释片和伐尼克兰；对戒烟成功者进行随访和监督，避免复吸。

（5）限制饮酒：限制饮酒可使血压降低，建议高血压病人每日酒精摄入量男性不超过 25g，女性不超过 15g。每周酒精摄入量男性不超过 140g，女性不超过 80g。

（6）适量运动：①运动量宜保持每周 4～7d，每天累计 30～60min 的中等强度运动。中等强度运动为能达到最大心率（最大心率 = 220 − 年龄）的 60%～70% 的运动。②运动形式：以有氧运动为主，无氧运动作为补充，如快步行、慢跑、骑自行车、游泳、打乒乓球等。

5. 对所有病人进行有针对性的健康教育，与病人一起制订生活方式改进目标并在下一次随访时评估进展，告诉病人出现哪些异常时应立即就诊。

（1）健康教育的内容：①高血压知识宣教。什么是高血压、高血压的危害、高血压的危险因素及综合管理。②行为纠正和生活方式指导。控制体重、合理膳食、适量运动、戒烟限酒等。③帮助病人增强防治高血压的主动性及抗高血压药治疗的依从性。坚持服药，并正确认识药物的用法、疗效与不良反应等，配合治疗与健康管理。④高血压自我监测的技能，如指导病人开展家庭自我测量血压，尽量使用经过国际标准认证合格的上臂式自动血压计自测血压，指导病人掌握测量技术和规范操作，如实记录血压测量结果，随访时提供给医务人员作为治疗参考。

（2）应立即就诊的情况：高血压病人出现以下情况需要立即就诊。①血压的数值明显升高，收缩压大于180mmHg和/或舒张压大于120mmHg时，伴有或不伴有头痛、头晕，甚至恶心、呕吐等。②心脑血管症状，如胸闷、胸痛、大汗、心慌、气短；如严重的头痛、头晕、恶心、呕吐、肢体麻木、流涎、眩晕、走路不稳，以及意识的改变，如烦躁不安、嗜睡、抽搐、昏迷等。③眼底出血，病人有视物模糊或黑矇等。④尿中出现大量泡沫或血尿；或在饮水量无改变的条件下，尿量突然显著减少；出现眼睑或全身水肿。⑤其他影响生命体征的严重情况，如突发全身严重过敏反应等。

### （四）健康体检

对原发性高血压病人，每年进行1次较全面的健康检查，可与随访相结合。内容包括体温、脉搏、呼吸、血压、身高、体重、腰围、皮肤、浅表淋巴结、心脏、肺部、腹部等常规体格检查，并对口腔、视力、听力和运动功能等进行判断。

## 三、健康管理服务要求

1. 高血压病人的健康管理由医师负责，应与门诊服务相结合，对未能按照管理要求接受随访的病人，乡镇卫生院、村卫生室、社区卫生服务中心/站医务人员应主动与病人联系，保证管理的连续性。

2. 对高血压病人的随访包括预约病人到门诊就诊、电话追踪和家庭访视等方式。

3. 乡镇卫生院、村卫生室、社区卫生服务中心/站可通过本地区社区卫生诊断和门诊服务等途径筛查和发现高血压病人。有条件的地区，对医务人员进行规范培训后，可参考《中国高血压防治指南(2022年修订版)》对高血压病人进行健康管理。

4. 应充分发挥中医药在改善临床症状、提高生活质量、防治并发症中的特色和作用，积极应用中医药方法开展高血压病人健康管理服务。

5. 要加强宣传，告知服务内容，使更多的病人和居民愿意接受服务。

6. 每次提供服务后，要及时将相关信息记入病人的健康档案。

## 四、健康管理工作指标

高血压病人健康管理工作指标包括高血压病人规范管理率和管理人群血压控制率。

1. 高血压病人规范管理率　是指按照规范要求进行高血压病人健康管理的人数占年内已管理的高血压病人人数的百分比。

$$高血压病人规范管理率=\frac{按照规范要求进行高血压病人健康管理的人数}{年内已管理的高血压病人人数}\times 100\%$$

2. 管理人群血压控制率　是指年内最近一次随访血压达标人数占已管理的高血压病人人数的百分比。最近一次随访血压是指按照规范要求最近一次随访的血压，若失访则判断为未达标。血压控制是指收缩压 <140mmHg 和舒张压 <90mmHg（65 岁及以上病人收缩压 <150mmHg 和舒张压 <90mmHg），即收缩压和舒张压同时达标。

$$管理人群血压控制率=\frac{年内最近一次随访血压达标人数}{年内已管理的高血压病人人数}\times 100\%$$

# 第三节　2 型糖尿病病人的健康管理

工作情景与任务

张阿姨，51 岁。1 年前无明显诱因出现体重减轻，近日出现口干、多饮、多尿。入院检查：空腹血糖 19.87mmol/L，T 36.3℃，P 76 次 /min，R 18 次 /min，BP 136/88mmHg。神志清楚，双肺叩诊呈清音，心尖冲动位置正常，无震颤。诊断：2 型糖尿病。现血糖得到控制，回家继续治疗。

**工作任务：**

1. 简述对张阿姨进行随访评估的内容。

2. 为张阿姨制订干预方案。

## 一、糖尿病概述

糖尿病（diabetes mellitus，DM）是由于胰岛素分泌绝对或相对不足而引起的一种代谢紊乱综合征，临床以慢性高血糖为主要特点，是一种慢性、终身性疾病。根据病因学证据将糖尿病分为 4 种类型，即 1 型糖尿病（T1DM）、2 型糖尿病（T2DM）、特殊类型糖尿病和妊娠糖尿病。

### （一）我国糖尿病的流行现况

1. 糖尿病的患病率仍在上升　全国的调查结果显示，18 岁及以上人群糖尿病患病率由 2010 年的 9.7% 上升到 2017 年的 11.2%。

2. 以 2 型糖尿病（T2DM）为主，1 型糖尿病（T1DM）和其他类型糖尿病少。全国的调查结果显示，糖尿病人群中 T2DM 占 90% 以上，患病率男性高于女性，男性患病率为 12.1%，女性患病率 10.3%。

3. 患病率与经济水平呈正相关　在经济发达地区的糖尿病患病率高于中等发达地区和不发达地区。城市高于农村，在不发达地区和中等发达地区这一差别尤为明显。

4. 未诊断的糖尿病比例较高　2015—2017 年的全国调查结果显示，新诊断的糖尿病病人占总糖尿病病人的 54%。

5. 肥胖和超重人群糖尿病患病率显著增加　2010 年、2013 年、2015—2017 年的调查结果显示，体重指数（BMI）<25kg/$m^2$ 者糖尿病患病率分别为 6.9%、7.4% 和 8.8%，25kg/$m^2$<BMI<30kg/$m^2$ 者糖尿病患病率分别为 14.3%、14.7% 和 13.8%，BMI≥30kg/$m^2$ 者糖尿病患病率分别为 19.6%、19.6% 和 20.1%。

### （二）糖尿病的危险因素

1. 不可改变的危险因素　包括遗传因素、年龄、先天性子宫内营养环境不良等。

（1）遗传因素：普遍认为糖尿病具有遗传倾向性，表现为糖尿病有明显的家族聚集现象。有糖尿病家族史者的患病率比无糖尿病家族史者高，其中 2 型糖尿病的遗传倾向更为明显。

（2）年龄：由于身体各组织老化，功能下降，胰岛素分泌不足，加之运动、饮食、健康问题积累等，糖尿病的发病率随着年龄增长而逐渐增加。

（3）先天性子宫内营养环境不良：子宫内营养不良可致胎儿体重不足，而低体重儿在成年后肥胖率高，则发生糖尿病及胰岛素抵抗的机会增加。

2. 可改变的危险因素　包括不良生活方式、生物源因素和化学因素等。

（1）不良生活方式：不合理饮食，包括高能量、高脂肪、高胆固醇、高蛋白、高糖、低纤维素食物；静坐生活方式；酗酒；吸烟；心境不良等。矫正不良生活方式是 2 型糖尿病防治的关键。

（2）生物因素：风疹病毒、巨细胞病毒、腺病毒、流行性腮腺炎病毒等病毒感染后可破坏胰岛 β 细胞，使其数量减少；同时病毒还可使损伤的 β 细胞暴露抗原，打破免疫耐受，引发自身免疫，T 淋巴细胞亚群的改变与 2 型糖尿病自身免疫致病有关。

（3）化学因素：糖皮质激素、某些抗肿瘤药、免疫检查点抑制剂、α 干扰素等药物，以及某些放射性化学毒物，会导致胰岛素分泌不足，或者引起靶细胞对胰岛素的敏感性降低，引起糖代谢紊乱，从而引发继发性糖尿病。

### （三）2 型糖尿病的三级预防策略

1. 2 型糖尿病的三级预防目标　一级预防目标是控制 2 型糖尿病的危险因素，预防其发生；二级预防的目标是早发现、早诊断、早治疗2型糖尿病病人及预防糖尿病并发症；三级预防的目标是延缓已存在的糖尿病并发症的进展，降低致残率和死亡率，改善病人的生存质量。

2. 2型糖尿病的三级预防策略

（1）一级预防的策略：指在一般人群中开展健康教育，提高人群对糖尿病防治的知晓度和参与度，倡导合理膳食、控制体重、适量运动、限盐、戒烟、限酒、心理平衡的健康生活方式，提高社区人群整体的糖尿病防治意识。具体目标：①使超重或肥胖个体体重指数达到或接近24kg/m$^2$，或体重至少下降7%；②每日饮食总能量至少减少400～500kcal（1kcal=4.18kJ），超重或肥胖者应减少500～750kcal；③饱和脂肪酸摄入量占总脂肪酸摄入量的30%以下，每人每天食用盐的总量不超过5g；④中等强度体力活动至少保持在150min/周；⑤经过强化生活方式干预6个月效果不佳，可考虑药物干预。

（2）二级预防的策略：2型糖尿病防治中的二级预防是指在高危人群中开展糖尿病筛查，及时诊断糖尿病，及时进行健康干预等。在已诊断的病人中预防糖尿病并发症的发生，具体措施：①对高危人群的糖尿病筛查以及时发现糖尿病病人；②血糖控制：对新诊断的2型糖尿病病人，早期严格控制血糖可以降低糖尿病微血管和大血管病变的发生风险；③血压控制、血脂控制及阿司匹林的使用：对于没有明显血管并发症但心血管风险高危或极高危的2型糖尿病病人，应采取降糖、降压、调脂（主要是降低低密度脂蛋白胆固醇）及合理应用阿司匹林治疗，以预防心血管事件和糖尿病微血管病变的发生。

（3）三级预防的策略：三级预防是指延缓2型糖尿病病人并发症的进展，降低致残率和死亡率，从而改善生活质量和延长寿命。具体措施：①对于糖尿病病程较长、年龄较大、已有心血管疾病的2型糖尿病病人，继续采取降糖、降压、调脂（主要是降低LDL-C）、抗血小板治疗等综合管理措施；②对已出现严重糖尿病慢性并发症者，推荐到相关专科进行治疗。

知识窗

## 《互联网医院糖尿病线上管理中国专家共识》要点

1. 互联网医院糖尿病线上管理应以病人为中心，遵循安全性、自愿性、有效性和个性化的原则。

2. 糖尿病病人应先有线下管理，然后再进行线上管理。转入线上管理的条件：①糖尿病确诊后，已明确诊断和确定治疗方案且血糖控制比较稳定的复诊病人；②糖尿病慢性并发症已确诊、制订了治疗方案，且病情已得到稳定控制者；③经调整治疗方案，血糖、血压和血脂控制达标、稳定或接近达标者；④经治医生认为可以转诊的糖尿病病人。

3. 转入互联网医院后，结合线下线上评估结果，线上制订管理方案，开展健康教育、行为干预和用药指导，并定期随访。若病人出现不适宜在线诊疗的情况，应引导其线下就诊。

## 二、健康管理服务内容

2型糖尿病病人健康管理服务对象为辖区内35岁及以上常住居民中2型糖尿病病人，服务内容包括筛查、随访评估、分类干预和健康体检。

### （一）筛查

50%以上的2型糖尿病（T2DM）病人在疾病的早期无明显临床表现，糖尿病筛查有助于早期发现、早期治疗，提高糖尿病及其并发症的防治水平。对在社区卫生服务工作中发现的2型糖尿病高危人群进行有针对性的健康教育，同时每年至少测量1次空腹血糖，并接受医务人员的健康指导。《中国2型糖尿病防治指南（2020年版）》将具备一个或多个糖尿病危险因素者称为糖尿病高危人群，包括成年高危人群、儿童和青少年高危人群。

1. 成年高危人群　具备下列一个或多个危险因素者。

（1）有糖尿病前期史。

（2）年龄≥40岁。

（3）体重指数（BMI）≥24kg/m$^2$和/或向心性肥胖（男性腰围≥90cm，女性腰围≥85cm）。

（4）一级亲属有糖尿病病史。

（5）缺乏体力活动者。

（6）有巨大儿分娩史或有妊娠糖尿病病史的女性。

（7）有多囊卵巢综合征病史的女性。

（8）有黑棘皮病者。

（9）有高血压史，或正在接受降压治疗者。

（10）高密度脂蛋白胆固醇<0.90mmol/L和/或甘油三酯>2.22mmol/L，或正在接受调血脂药治疗者。

（11）有动脉粥样硬化性心血管疾病史。

（12）有甾体类药物使用史或长期接受抗精神病药或抗抑郁药治疗。

（13）中国糖尿病风险评分（表6-1）总分≥25分。

2. 儿童和青少年高危人群　BMI≥相应年龄、性别的第85百分位数，且至少合并以下3项危险因素中的一项：

（1）母亲妊娠时有糖尿病（包括妊娠糖尿病）。

（2）一级亲属或二级亲属有糖尿病病史。

（3）存在与胰岛素抵抗相关的临床状态（如黑棘皮病、多囊卵巢综合征、高血压、血脂异常）。

表 6-1　中国糖尿病风险评分表

| 评分指标 | | 分值 |
|---|---|---|
| 年龄 / 岁 | 20 ~ 24 | 0 |
| | 25 ~ 34 | 4 |
| | 35 ~ 39 | 8 |
| | 40 ~ 44 | 11 |
| | 45 ~ 49 | 12 |
| | 50 ~ 54 | 13 |
| | 55 ~ 59 | 15 |
| | 60 ~ 64 | 16 |
| | 65 ~ 74 | 18 |
| 收缩压 /mmHg | <110 | 0 |
| | 110 ~ 119 | 1 |
| | 120 ~ 129 | 3 |
| | 130 ~ 139 | 6 |
| | 140 ~ 149 | 7 |
| | 150 ~ 159 | 8 |
| | ≥160 | 10 |
| 体重指数 /(kg·m$^{-2}$) | <22.0 | 0 |
| | 22.0 ~ 23.9 | 1 |
| | 24.0 ~ 29.9 | 3 |
| | ≥30.0 | 5 |
| 腰围 /cm | 男性 <75.0，女性 <70.0 | 0 |
| | 男性 75.0 ~ 79.9，女性 70.0 ~ 74.9 | 3 |
| | 男性 80.0 ~ 84.9，女性 75.0 ~ 79.9 | 5 |
| | 男性 85.0 ~ 89.9，女性 80.0 ~ 84.9 | 7 |
| | 男性 90.0 ~ 94.9，女性 85.0 ~ 89.9 | 8 |
| | 男性≥95.0，女性≥90.0 | 10 |
| 糖尿病家族史（父母、同胞、子女） | 无 | 0 |
| | 有 | 6 |
| 性别 | 女性 | 0 |
| | 男性 | 2 |

### （二）随访评估

对确诊的2型糖尿病病人，每年提供4次免费空腹血糖检测，至少进行4次面对面随访评估。

1. 测量空腹血糖和血压，并评估是否存在危急情况。如出现血糖≥16.7mmol/L或血糖≤3.9mmol/L；收缩压≥180mmHg和/或舒张压≥110mmHg；意识或行为改变、呼气有烂苹果样丙酮味、心悸、出汗、食欲减退、恶心、呕吐、多饮、多尿、腹痛、有深大呼吸、皮肤潮红；持续性心动过速（心率超过100次/min）；体温超过39℃或有其他的突发异常情况，如视力突然骤降、妊娠期及哺乳期血糖高于正常值等危险情况之一，或存在不能处理的其他疾病时，须在处理后紧急转诊。对于紧急转诊者，乡镇卫生院、村卫生室、社区卫生服务中心/站应在2周内主动随访转诊情况。

2. 若不需紧急转诊，询问病人上次随访到此次随访期间的症状。

3. 测量体重，计算体重指数（BMI），检查足背动脉搏动情况。

4. 询问病人疾病情况和生活方式，包括心脑血管疾病、吸烟、饮酒、体育锻炼、饮食控制特别是主食摄入情况等。

5. 了解病人服药情况。

### （三）分类干预

1. 对血糖控制满意（空腹血糖<7.0mmol/L），无药物不良反应、无新增并发症或原有并发症无加重的病人，预约下一次随访。

2. 对第一次出现空腹血糖控制不满意（空腹血糖≥7.0mmol/L）或药物不良反应的病人，结合其服药依从情况进行指导，必要时增加现有药物剂量，更换或增加不同类型的降血糖药，2周内随访。

3. 对连续2次出现空腹血糖控制不满意、药物不良反应难以控制以及出现新的并发症或原有并发症加重的病人，建议其转诊到上级医院，2周内主动随访转诊情况。

4. 对所有2型糖尿病病人和高危人群及时进行生活方式干预，包括合理膳食、适量运动、戒烟限酒等。

（1）合理膳食：在评估病人营养状况的基础上，控制总能量的摄入，合理、均衡分配各种营养素。①能量：按照105～126kJ（25～30kcal）/kg（标准体重）计算能量摄入，再根据病人身高、体重、性别、年龄、活动量、应激状况等进行调整。不同身体活动水平的成年糖尿病病人每日能量供给量见表6–2。②脂肪：应尽量限制饱和脂肪酸、反式脂肪酸的摄入量。③碳水化合物：建议膳食中碳水化合物所提供的能量占总能量的50%～65%，餐后血糖控制不佳的糖尿病病人，可适当降低碳水化合物的供能，严格限制蔗糖等纯糖类食品，增加膳食纤维的摄入量。④蛋白质：肾功能正常的糖尿病病人，推荐蛋白质的供能比为15%～20%，并保证优质蛋白占总蛋白的一半以上。⑤食盐摄入量限制在每天5g以内，合并高血压的病人可进一步限制摄入量。⑥微量营养素：糖尿病病人容易缺乏B族维生素、维生素C、维生素D以及铬、锌、硒、镁、铁、锰等多种微量营养素，可根据营养评估结果适量补充。长期服用二甲双胍者应防止维生素 $B_{12}$ 缺乏。

表 6-2 不同身体活动水平成人糖尿病病人每日能量供给量

单位:kJ(kcal)/kg(标准体重)

| 身体活动水平 | 体重过低 | 正常体重 | 超重或肥胖 |
|---|---|---|---|
| 重(如搬运工) | 188~209(45~50) | 167(40) | 146(35) |
| 中(如电工安装) | 167(40) | 125~146(30~35) | 125(30) |
| 轻(如坐式工作) | 146(35) | 104~125(25~30) | 84~104(20~25) |
| 休息状态(如卧床) | 104~125(25~30) | 84~104(20~25) | 62~84(15~20) |

注:根据我国体重指数的评判标准,BMI<18.5kg/m² 为体重过低,18.6~23.9kg/m² 为正常体重,24.0~27.9kg/m² 为超重,≥28.0kg/m² 为肥胖。标准体重参考 WHO(1999 年)计算方法:男性标准体重 =[ 身高(cm)-100 ]×0.9(kg);女性标准体重 =[ 身高(cm)-100 ]×0.9(kg)-2.5(kg)。

(2) 适量运动:运动疗法可提高组织对胰岛素的敏感性,减轻胰岛素抵抗,有利于控制血糖。运动原则:适量、经常性、个体化。每周至少 150min(如每周运动 5d、每次 30min)中等强度的有氧运动。运动前后要加强血糖监测。运动中要注意及时补充水分。严重低血糖、糖尿病酮症酸中毒等急性代谢并发症、合并急性感染、糖尿病视网膜病变、严重心脑血管疾病等情况下禁忌运动。

(3) 戒烟限酒:①建议所有的糖尿病病人不要吸烟或使用其他烟草类产品及电子烟,并尽量减少二手烟暴露。对于吸烟和使用电子烟的糖尿病病人,应将戒烟咨询及其他形式的治疗纳入常规的糖尿病诊疗和护理之中。②不推荐糖尿病病人饮酒。若饮酒,女性一日饮酒的酒精量不超过 15g,男性不超过 25g,每周饮酒不超过 2 次。

(4) 体重管理:超重和肥胖的 2 型糖尿病病人的体重管理方式包括调整饮食、增加运动、戒烟限酒等生活方式干预,无效时可以使用具有减重作用的降血糖药或减肥药、代谢手术等综合手段。超重和肥胖的糖尿病病人的短期减重目标为 3~6 个月减轻体重的 5%~10%,对于已经实现短期目标的病人,应进一步制订长期(例如 1 年)综合减重计划。

5. 对所有病人进行有针对性地健康教育,与病人一起制订生活方式改进目标并在下一次随访时评估进展,告诉病人出现哪些异常时应立即就诊。

(1) 健康教育:① 2 型糖尿病知识宣教,内容有 2 型糖尿病特点、自然进程、临床表现、危害及如何防治急、慢性并发症。②有针对性的行为纠正和生活方式指导:个体化的生活方式干预计划和措施,如合理膳食及饮食计划、规律运动和运动处方、戒烟限酒等。③帮助病人增强防治 2 型糖尿病的主动性及综合治疗的依从性:正确认识饮食、运动、口服药、胰岛素治疗的方法、疗效、注意事项、不良反应及处理,以及糖尿病自我管理的重要性,以配合治疗与健康管理。④学习糖尿病自我监测和管理的技能:血糖测定结果的意义和应采取的干预措施；口腔护理、足部护理、皮肤护理的具体技巧；特殊情况的应对措施，如疾病、低血糖、应激和手术；糖尿病妇女受孕计划及监护。

（2）应立即就诊的情况：①血糖持续性升高或者波动过大，应及时去医院调整治疗方案。②病人近期体重明显下降，尤其是在没有严格饮食、运动干预或药物作用下体重下降超过 5%。③频繁出现低血糖：低血糖可以在短时间内使病人出现意识障碍、昏迷甚至死亡。低血糖还可诱发心脑血管意外，如心绞痛、急性心肌梗死、脑卒中、心源性猝死等。④糖尿病酮症酸中毒症状：当糖尿病病人出现急性并发症时，其主要症状是食欲缺乏、肠胃不适、烦躁不安、嗜睡昏迷、呼气有烂苹果味。⑤尿液泡沫增多：若糖尿病病人尿液泡沫多且持续几十分钟不消失，可能是泌尿系统感染或糖尿病肾病。⑥合并感染：如皮肤、口腔或尿路感染，有时病人出现发热等，会加重高血糖，使病情加重。⑦下肢肢端刺痛、灼痛、麻木、感觉减退或缺失、肢端动脉搏动减弱或消失、下肢间歇性跛行症状，后期出现静息痛，趾端出现坏疽、溃疡等，考虑合并糖尿病足。⑧心悸和胸闷：糖尿病病人因为感觉神经受到损害，当发生急性心肌梗死或心绞痛时没有明显的症状，仅有部分人出现头痛头晕，乏力憋气和胸闷，当出现此症状时须警惕心脏问题。⑨视力进行性下降：长期高血糖可导致以糖尿病视网膜病变为主的多种眼疾，主要表现为视物模糊、眼前出现黑点或有飞蚊症、视物变形或复视等。

### （四）健康体检

对确诊的 2 型糖尿病病人，每年进行 1 次较全面的健康体检，体检可与随访相结合。内容包括体温、脉搏、呼吸、血压、空腹血糖、身高、体重、腰围、皮肤、浅表淋巴结、心脏、肺部、腹部等常规体格检查，并对口腔、视力、听力和运动功能等进行判断。

2 型糖尿病病人的健康管理服务流程见图 6–3。

## 三、健康管理服务要求

1. 2 型糖尿病病人的健康管理由医师负责，应与门诊服务相结合，对未能按照健康管理要求接受随访的病人，乡镇卫生院、村卫生室、社区卫生服务中心 / 站的医务人员应主动与病人联系，保证管理的连续性。

2. 对 2 型糖尿病病人的随访包括预约病人到门诊就诊、电话追踪和家庭访视等方式。

3. 乡镇卫生院、村卫生室、社区卫生服务中心 / 站要通过本地区社区卫生诊断和门诊服务等途径筛查和发现 2 型糖尿病病人，准确掌握辖区内 2 型糖尿病病人的患病情况。

4. 应充分发挥中医药在改善临床症状、提高生活质量、防治并发症中的特色和作用，积极应用中医药方法开展糖尿病病人健康管理服务。

5. 加强宣传，告知服务内容，使更多的病人愿意接受服务。

6. 每次提供服务后及时将相关信息记入病人的健康档案。

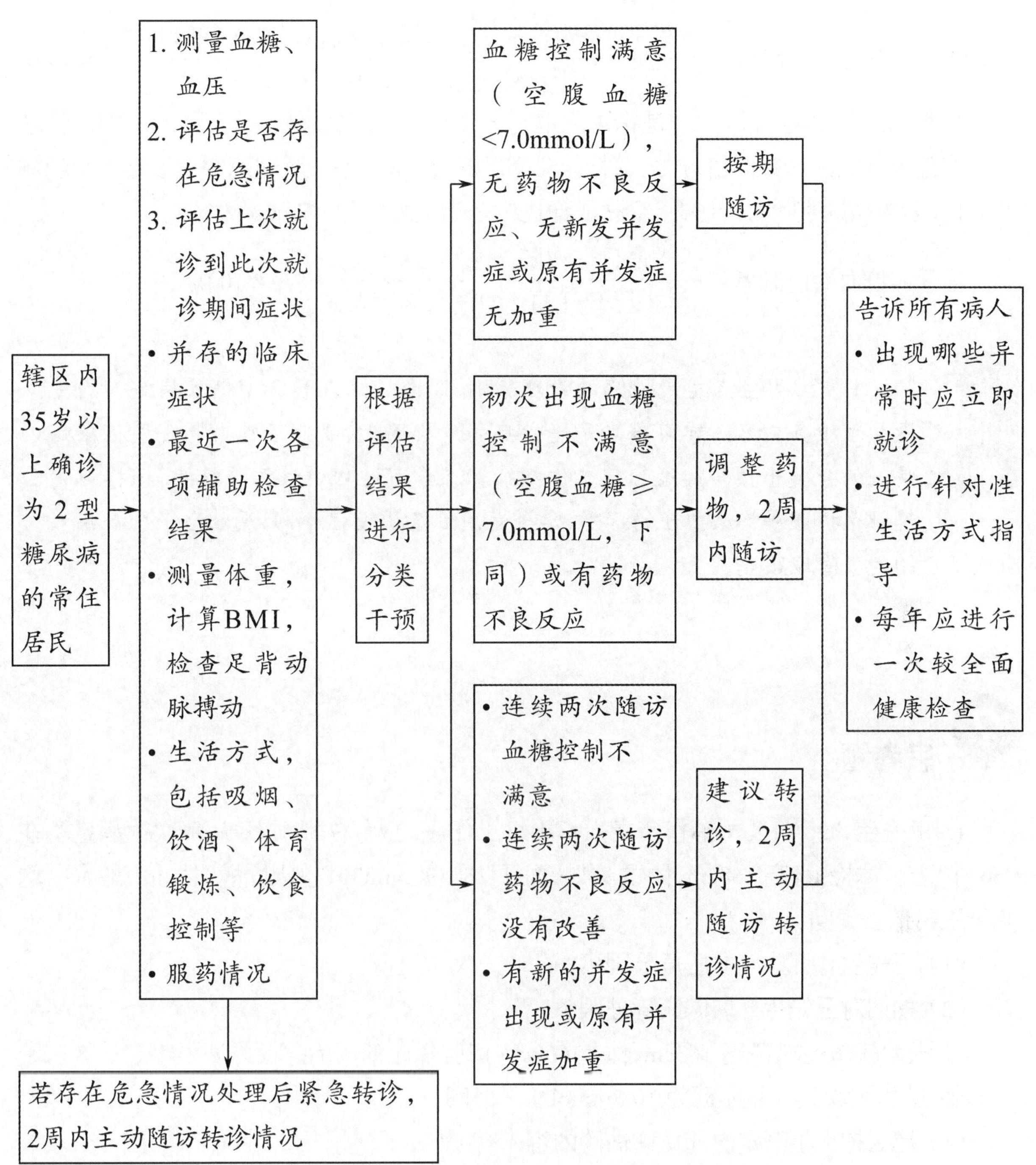


图 6-3　2 型糖尿病病人的健康管理服务流程

## 四、健康管理工作指标

2 型糖尿病病人健康管理工作指标包括 2 型糖尿病病人规范管理率和管理人群血糖控制率。

1. 2 型糖尿病病人规范管理率　是指按照要求进行 2 型糖尿病健康管理的人数占年内已管理的 2 型糖尿病病人人数的百分比。

$$2\text{型糖尿病病人规范管理率}=\frac{\text{按照规范要求进行 2 型糖尿病病人健康管理的人数}}{\text{年内已管理的 2 型糖尿病病人人数}}\times 100\%$$

2. 管理人群血糖控制率　是指年内最近一次随访空腹血糖达标人数占年内已管理的 2 型糖尿病病人人数的百分比。最近一次随访血糖指的是按照规范要求最近一次随访的血糖，若失访则判断为未达标，空腹血糖达标是指空腹血糖 <7mmol/L。

$$\text{管理人群血糖控制率}=\frac{\text{年内最近一次随访空腹血糖达标人数}}{\text{年内已管理的 2 型糖尿病病人人数}}\times 100\%$$

**本章小结**

本章学习重点是慢性病的管理原则、高血压病人和 2 型糖尿病病人的健康管理服务内容。学习难点是慢性病的危险因素、高血压病人和 2 型糖尿病病人的分类干预与健康管理工作指标。在学习过程中注意慢性病，同样应明确社区护理和临床护理的区别，学会运用社区护理程序，开展社区慢性病病人的健康管理服务。

（杨芙蓉）

## 思考题

1. 王先生，52 岁，公司销售负责人。平日工作压力大，应酬频率高，每次饮酒量均在 250g 以上。体检：身高 168cm，体重 95kg，血压 150/90mmHg，总胆固醇、甘油三酯水平均高于正常值。请问：

（1）王先生有哪些高血压危险因素？

（2）如何对王先生开展健康管理服务？

2. 张大叔，63 岁，身高 163cm，体重 66kg。口服降血糖药治疗糖尿病半年。社区护士小李随访时，发现其空腹血糖为 10.5mmol/L。请问：

（1）社区护士小李本次随访评估的内容还有哪些？

（2）针对王先生的情况，健康管理的下一步措施是什么？

3. 马女士，45 岁，近 1 个月来明显多饮、多尿伴体重下降就诊。身高 162cm，体重 42kg，空腹血糖 12.1mmol/L。经过 1 个月规范饮食控制后，复查空腹血糖为 10.5mmol/L，现诊断为 2 型糖尿病，治疗方案为饮食控制、服用磺脲类降血糖药。马女士无糖尿病家族史，自营小超市，平日不爱运动，喜欢食甜品和红烧肉等。请依据上述情况，为马女士制订一份社区干预方案。

# 第七章　社区严重精神障碍病人的管理

学习目标

1. 具有尊重、关爱精神障碍病人良好的职业道德。
2. **掌握：**严重精神障碍的概念、严重精神障碍病人的服务内容与服务流程。
3. **熟悉：**精神障碍病人的危险评估；居家精神障碍病人意外事件的预防和处理。
4. **了解：**社区精神障碍病人的特点与护理特点。

## 第一节　精神障碍概述

工作情景与任务

张先生，30岁，公司职员。18岁首次精神分裂症发病经治疗好转后出院，现与父母同住，能自理并工作。最近张先生因恋爱受挫，出现病情复发，父母发现后将病人送入医院治疗，3个月后好转出院。

**工作任务：**

1. 做好张先生的危险评估。
2. 社区护士为张先生及其家属提供社区护理服务。

精神疾病大多数属于慢性残疾性疾病，精神障碍病人只有在急性发作期才会住院治疗，其他时间则长期生活在社区，因此精神障碍病人的治疗和康复仅依靠医院和机构化的管理是远远不够的，建立以社区为依托、家庭为单位的社区精神卫生保健体系，通过家庭和社会的照顾，帮助病人恢复劳动能力，巩固疗效，预防复发，恢复社会适应能力，提高病人的生活质量，同时也减轻国家和家庭的负担。

## 一、基 本 概 念

### （一）精神障碍

精神障碍（mental disorder）又称精神疾病，是指由于躯体疾病或社会心理因素导致大脑功能失调，从而出现感知、思维、情感、行为、意志以及智力等精神运动方面的异常，需要用医学方法进行治疗的一类疾病。

### （二）严重精神障碍

严重精神障碍是指精神疾病症状严重，导致病人社会适应等功能严重损害，对自身健康状况或者客观现实不能完整认识，或者不能处理自身事务的精神障碍。主要包括精神分裂症、分裂情感障碍、妄想性障碍、双相情感障碍、癫痫所致精神障碍、精神发育迟滞等，以精神分裂症最为常见。

1. 精神分裂症　是一类常见的病因不明的严重精神障碍，以思维、情感、行为的分裂，整个精神活动与周围环境的分裂（不协调）为主要特征，常伴有认知和社会功能严重受损。

2. 分裂情感障碍　是一组精神分裂症和躁狂症同时存在和交替发生，症状又同样典型，常有反复发作的精神障碍。特征是显著的心境症状（抑郁或躁狂）和精神分裂症状，具有反复发作的特点。

3. 妄想性障碍　又称偏执性精神病，是一组以系统妄想为主要症状的精神障碍，妄想内容常为被害妄想、嫉妒妄想、疑病妄想和夸大妄想等，在不涉及妄想的情况下，无明显的其他心理方面异常。通常病人的行为、情感反应与其妄想内容一致。

4. 双相情感障碍　是情感性精神障碍的一种，发病时会有躁狂和抑郁两种情绪状态交替出现，在发病全程中有时以躁狂型为主，有时以抑郁型为主。躁狂型的特征是兴奋的、激动的、乐观的、情感高涨的，抑郁型恰恰是另一极端，其特点是忧郁的、悲观的、沉静的、情感低落的，此病可能危害到病人社会功能及日常生活。

5. 癫痫所致精神障碍　癫痫病人可出现不同程度的精神障碍，症状表现各异，可大致分为发作性和非发作性两种。发作性精神障碍表现为感觉、知觉、记忆、思维、精神运动性发作，情绪变化等；非发作性精神障碍表现为类精神病性障碍、情感障碍、人格改变或痴呆等。癫痫发作控制较差的病人，更容易出现精神障碍。

6. 精神发育迟滞　是指个体在发育阶段因先天或后天的各种不利因素导致精神发育迟滞或受阻，造成智力低下和社会适应不良，主要表现为社会适应能力、学习能力和生活自理能力低下，患儿的言语、注意、记忆、理解、洞察、抽象思维、想象等心理活动能力明显都落后于同龄儿童。

## 二、精神障碍病人的危险评估

### （一）暴力行为的危险度评估

精神障碍病人的暴力行为是指病人在精神症状的影响下突然发生的自杀、自伤、毁物等冲动行为，以攻击性行为较突出，具有极强的暴发性和破坏性，会对攻击对象造成不同程度的伤害甚至危及生命。广义的暴力行为可以分为指向自身的暴力和指向他人的暴力。精神障碍病人的暴力攻击行为对象可以是人或物，前者常导致被攻击者受伤、致残甚至死亡，而后者则引起轻重不等的经济损失，会给社会、家庭及病人带来危害。因此需要对病人进行暴力评估，及时预测，以提前防范和及时处理。

1. 行为　兴奋、激动可能是攻击行为的前奏，一些早期的兴奋行为包括踱步、不能静坐、握拳或用拳击物，下颚或面部肌肉紧张等。

2. 情感　当病人表现为愤怒、敌意、异常焦虑、易激惹、异常欣快、激动或情感不稳定等情况，可能表示病人将失去控制。

3. 语言　病人在出现暴力行为之前可能有一些语言表达，包括对真实或幻想的对象进行威胁，或提出一些无理要求，说话声音大并具有强迫性。

4. 意识状态　病人出现思维混乱、精神状态突然改变、定向力缺乏、记忆力下降也提示暴力行为可能发生。

精神障碍病人的暴力行为可用《精神障碍暴力风险评估量表》（表 7-1）进行评估，该量表将病人的暴力风险由轻到重分为Ⅰ～Ⅳ级。

表 7-1　精神障碍暴力风险评估量表

| 严重程度 | 主要评估内容 | 处理 |
| --- | --- | --- |
| Ⅰ级 | 有下列情况之一者（男性则有两项）：①男性；②精神分裂症，伴幻听或被害妄想；③躁狂；④酒精、药物依赖的脱瘾期；⑤意识障碍伴行为紊乱；⑥痴呆伴行为紊乱；⑦既往人格不良者（有冲动、边缘型人格障碍） | 防冲动，密切观察。遵医嘱对症治疗 |
| Ⅱ级 | 被动的言语攻击行为，激惹性增高，如无对象的抱怨、发牢骚、说怪话。交谈时态度不好、抵触、有敌意或不信任；精神分裂症有命令性幻听者 | 建议家属带病人就诊，防冲动，密切观察、专人看护。遵医嘱使用抗精神病药降低其激惹性；对症治疗 |

续表

| 严重程度 | 主要评估内容 | 处理 |
| --- | --- | --- |
| Ⅲ级 | 主动的言语攻击行为，如有对象的辱骂，或被动的躯体攻击行为如毁物，或在交往时出现社交粗暴（交谈时突然离去、躲避、推挡他人善意的躯体接触）；既往有主动躯体攻击行为 | 建议住院治疗。防冲动，由专人护理。遵医嘱实施保护性约束，必要时陪护，使用抗精神病药降低其激惹性 |
| Ⅳ级 | 有主动躯体攻击行为，攻击行为1日至少出现两次以上或攻击行为造成他人躯体上的伤害 | 防冲动，专人护理。及时报告医生，遵医嘱实施保护性约束，对症处理，必要时陪护，使用抗精神病药降低其激惹性 |

### （二）自杀行为的危险度评估

自杀行为是指病人有意识的伤害自己的身体，以达到结束生命的目的，是精神障碍病人死亡最主要的原因。自杀行为按照程度的不同，可分为自杀意念、自杀威胁、自杀姿态、自杀未遂、自杀死亡。常见的自杀危险因素有：

1. 精神障碍　超过90%的自杀者有精神障碍，自杀率较高的精神疾病包括抑郁症、精神分裂症中的命令性幻听、精神分裂症以及癫痫所致精神障碍等病后抑郁、精神活性物质所致的精神障碍中的酒精依赖、人格障碍、严重的药源性焦虑。

2. 躯体疾病　包括恶性肿瘤、慢性病以及严重外伤导致的身体残疾等。

3. 遗传因素　自杀有一定的遗传学基础，且家庭成员间对自杀的认同和模仿都是危险因素。

4. 心理社会因素　包括孤僻离群、极度自卑或自责、嫉妒心强、过度依赖、家庭成员矛盾、亲友死亡、失业或事业受挫、债务、离异或丧偶以及人际关系恶劣等。

5. 环境因素　生活环境存在安全隐患，如玻璃窗不能抗冲撞、易碎，电源插座暴露于病人可触及的区域，刀剪、被服管理不当等。

自杀危险因素不是一成不变的，应该持续、动态地进行评估，发现新的危险因素及时进行干预。精神障碍病人的自杀风险可用《自杀风险因素评估量表》（表7-2）进行评估，量表项目分3类：一类危险因素、二类危险因素、三类危险因素。

表 7-2　自杀风险因素评估量表

| 项目 | | | 评定日期 / 年 | | | | | | |
|---|---|---|---|---|---|---|---|---|---|
| | | | | | | | | | |
| 一类危险因素 | 抑郁症 | | | | | | | | |
| | 自杀观念 | 有无 | | | | | | | |
| | | 频率 | | | | | | | |
| | | 程度 | | | | | | | |
| | | 时程 | | | | | | | |
| | 自杀企图 | 频率 | | | | | | | |
| | | 计划性 | | | | | | | |
| | | 坚定性 | | | | | | | |
| | 自我评价 | | | | | | | | |
| | 自杀方式 | 有无 | | | | | | | |
| | | 可救治性 | | | | | | | |
| | 无望 | | | | | | | | |
| | 无助 | | | | | | | | |
| | 酒精、药物滥用 | | | | | | | | |
| 二类危险因素 | 年龄 | | | | | | | | |
| | 性别 | | | | | | | | |
| | 婚姻状况 | | | | | | | | |
| | 职业情况 | | | | | | | | |
| | 健康状况 | | | | | | | | |
| 三类危险因素 | 人际关系不良 | | | | | | | | |
| | 性格特征 | | | | | | | | |
| | 家庭支持 | | | | | | | | |
| | 事业成就 | | | | | | | | |
| | 人际交往 | | | | | | | | |
| | 应激事件 | | | | | | | | |
| | 自知力 | | | | | | | | |
| 总分 | | | | | | | | | |
| 评定者 | | | | | | | | | |

## 三、社区精神障碍病人的特点与护理特点

### （一）社区精神障碍病人的特点

1. 神经症、人格障碍、适应障碍以及精神发育迟滞等轻度精神障碍病人多。

2. 经医院治疗后，回到社区进行康复的慢性精神障碍病人、精神残疾以及智力残疾者多。这些病人最重要的问题是社会残疾，他们的社会功能存在明显障碍或缺陷，不能承担其应有的社会角色。

### （二）社区精神障碍病人的护理特点

1. 主动性　社区精神障碍病人及其家属对精神疾病有病耻感，一般情况下不会主动求助，因此社区护理工作者必须主动确定其需求，提供专业帮助。

2. 注重康复护理　社区中慢性精神障碍病人有人格、适应及发育方面的精神障碍，以精神分裂症病人为多，是社区精神卫生服务的重点对象。其出院后生活、工作能力会下降，所以社区精神卫生服务要对病人进行康复护理，促进病人生活功能和社会功能水平的提高。

3. 系统性、持续性　社区护士与精神科医师、心理医师、社会工作者等分工合作，共同为社区精神障碍病人提供系统的、持续的护理和服务。

4. 强调预防、治疗、健康一体化　精神障碍病人及其家属既是护理服务的对象，又是护理计划制订的参与者和执行者。社区医护人员应充分调动他们的积极性，在强调治疗重要性的同时，进行预防知识教育和健康指导，有利于社区精神障碍病人的康复，同时为精神压力较大的照顾者提供心理和技术支持。

知识窗

#### 精神障碍康复的基本原则

精神障碍康复的基本原则：功能训练、全面康复、回归社会。功能训练是指利用各种康复的方法与手段，对精神障碍病人进行各种功能活动，包括心理活动、躯体活动、心理交流、语言交流、日常活动、职业活动和社会活动等能力训练；全面康复是使病人在生理上、心理上、社会活动上和职业上实现全面的、整体的康复；回归社会是康复的目标和方向。

## 四、居家精神障碍病人意外事件的预防与处理原则

精神障碍病人的意外事件是指病人在精神症状或精神因素影响下，发生各种伤害或破坏事件，如暴力、自杀、自伤、吞服异物、服毒、噎食、纵火、毁物、触电、溺水等。这些意外事件不但对病人本身具有极大危害性，同时也会造成社会性破坏，危及周围安全。家属必

须了解、掌握精神疾病的基本知识，熟悉病人的病情并掌握其变化规律；注意观察病人的表现，学会意外事件的预防和处理。

### （一）居家精神障碍病人意外事件的预防

1. 暴力的预防　暴力是精神障碍病人最常见的危机事件。

（1）家庭成员应与病人建立信任的人际关系，与病人沟通要耐心，态度和蔼，语言柔和，避免刺激性的语言或争执，及时发现病人的需求，适当满足其合理需求。

（2）引导病人进行有益于健康的活动，鼓励病人以适当的方式表达或宣泄情绪，如捶沙袋、枕头，根据病人的特长，让其参加适当的体力劳动和体育活动。

（3）按医嘱规律服药，控制精神症状，对幻觉、妄想丰富的病人尽量避免病理体验，防止其突然发生冲动行为。家属应了解病人的幻觉、妄想的内容，协助病人减轻和摆脱精神症状的干扰，消除其紧张和烦躁不安的情绪。

（4）家属要注意观察病人的病情，掌握病人暴力行为发生的征兆，力争在病人出现暴力行为之前及时发现、及时处理。

2. 自杀、自伤的预防　自杀是精神障碍病人死亡的最常见原因。

（1）加强危险物品的保管，如病人的药物由其家属保管，定时、定量分发并确保病人服下；病人居住的地方用具要简单，凡有跳楼、触电、自缢、服毒等各种自杀条件都要加以防范。

（2）家属要密切观察病人的病情变化，注意病人是否有异常言语、行为或情感的表现，若病人表达不想活了，清理信件，分发财产，情绪低落，经常哭泣等异常言语、行为、情感表现，均有可能是自杀先兆，一旦发现自杀征兆，要及时采取有效措施加以监护。

（3）加强治疗，规律服药，定时复诊，改善病人的情绪和睡眠是防止自杀的有效措施，同时家属要与病人建立良好的关系，帮助病人培养兴趣，增强战胜疾病的信心。

3. 出走的预防　出走是没有准备或没有告诉家属而突然离家外出，可能会给病人或他人造成严重的后果。

（1）家属应与病人经常谈心，了解其思想动态，时刻注意病人的动向，加强管理。家里要常有人在，不要让病人单独外出。

（2）鼓励病人参加集体活动，分散不良情绪，保持心情愉悦，协助病人适应环境。

（3）注意观察病人病情，及早发现出走先兆，严加防范。

4. 噎食的预防　精神障碍病人发生噎食窒息者较多，其主要原因是服用抗精神病药发生锥体外系副作用时，出现吞咽肌肉不协调所致。

（1）对暴食、抢食的病人尽量让其单独进食，家属陪伴在侧，控制其进食速度。

（2）对明显的锥体外系反应者，遵医嘱给予拮抗剂，并为其选用流食或半流食，家人陪伴进食。

（3）严密观察病人的进食情况，防止噎食的发生，力争早发现、早抢救。

### （二）居家精神障碍病人意外事件的处理

部分病人的冲动、消极意念和行动突如其来，使人防不胜防。有的病人隐瞒企图，采取周密的有计划的行动，加上方法多，取材方便，导致意外事件的发生难以避免和防范。

1. 暴力　是在精神症状支配下，病人突然出现冲动、伤人、毁物等暴力行为。遇有上述情况，家属应大胆、冷静地处理。家人要关心、体贴病人，并注意避免不良言语或行为激惹病人。了解病人的精神症状，经常注意观察病人的表情、言语和行为的改变，及时采取防范措施，发现病人表情紧张、凶暴时应注意与其保持一定的距离，用镇静的态度，安慰、劝导病人。如病人手持凶器，应站在病人的侧面（不要站在病人正面）易于后退的位置上劝说，另一人从病人背后，乘其不备，用力夹住病人的双手，再上前夺下凶器，必要时进行保护性约束。

2. 自缢　是较为常见且较严重的意外事件。一旦发现病人自缢，不要惊慌失措地去拉病人，应该立即抱住病人的身体向上托起，迅速解脱绳套，顺势将病人轻轻放下，平卧于地，解开其领扣和裤带，立即检查脉搏和呼吸情况。若呼吸、心跳微弱或已停止，应立即就地抢救，进行人工呼吸和心脏按压。不可轻易放弃抢救或轻易地认为病人已死亡而停止抢救，有时需要坚持数小时，必须待病人恢复呼吸或医生前来检查确认已经死亡为止。

3. 外伤　精神障碍病人较为严重的外伤为撞击伤、坠跌伤和切刺伤。当社区护士发现病人撞击时，应立即抱住病人限制其行动，或迅速用手保护病人的头部，以缓解撞击的力度。一旦发生撞击，应立即检查病人伤情，如有无开放性伤口、出血情况、颅骨骨折等情况。重点检查有无颅内血肿征兆，若病人出现呼吸加深、脉搏缓慢、血压升高、意识障碍、瞳孔不等大、偏瘫、头痛、喷射性呕吐等颅内压增高的症状，应立即送医院处理。坠跌伤常见于有自杀企图或企图出走的病人。一旦发现病人攀登高处，社区护士应耐心劝解病人从原路返回，或为病人搭放梯子，或组织人员从四面围拢病人，保护病人安全返回。注意不可威胁、恐吓或斥责病人，以免病人因紧张、恐惧而坠跌。一旦发生坠跌，应立即检查病人伤情，有无颅脑损伤、内出血、骨折等。若发生开放性骨折，社区护士应帮病人包扎、固定，若发生脊椎骨折，应立即将病人仰卧于硬板床上，采用三人平托搬运法，搬运时三人动作必须协调一致，保持脊柱原位，以免引起脊髓横断面损伤，造成残疾。病人以锐利器具切刺血管，可引起大出血，严重者可导致休克。社区护士应立即急救止血，尽快将伤者送往医院处理。

4. 出走　发现病人走失后，要立即组织人员寻找，了解病人可能去的地方，必要时报警。病人找回后要劝慰病人，不要埋怨、斥责和责备，查找出走的原因，避免出走事件再次发生。

5. 吞服异物　病人常因受精神症状的支配误服或吞服异物，常见的异物有玻璃碎片、铁钉、铁丝、针和小石子等。发现此种情况时，不要惊慌和胡乱按摩病人腹部，要安慰病人，了解异物的种类，检查口腔和咽部是否有外伤，异物是否卡在咽喉部。如卡在咽喉处，要设法取出。若吞下的异物较光滑，一般可随粪便排出体外，家人可让其吞食大量纤维素类的食物，如韭菜、芹菜等，以防异物对胃壁的损伤刺激，并促进排出。病人每次大便后，要仔细检查便中有无异物。如为金属类，可到医院进行X射线检查，寻找异物所在的部位，并观察病人有无内出血症状，如腹痛、腹胀、四肢发冷、出汗、排柏油样大便等。发现这类情况应立即进行外科手术等处理。

6. 服毒　精神病病人服毒多为蓄意自杀。积藏大量药物一次吞服中毒，或因药物管理不当，被病人窃取而大量吞服或因服农药造成中毒事件。此时不要因追究原因或检查病人而耽误了抢救。清醒的病人可进行催吐（让病人喝水后，刺激咽部，使其呕吐），并立即送病人到就近医院抢救，进行洗胃、解毒等处理。

7. 噎食　精神障碍病人因各种原因导致吞咽反射迟钝或者因抢食、急骤吞食导致食物堵塞在咽喉部或卡在食管的狭窄处，甚至误入气管导致通气障碍引起窒息。此时应立即掏出病人口咽部食物，如无缓解则立即行海姆利希手法：急救者站在病人身后，让病人背靠在自己胸前，急救者双手从病人背后环抱病人，一手握拳，拳眼顶在病人的剑突下，另一手的手掌按在拳头上，连续、快速地向内、反复推压冲击，利用胸腔内气流的压力将阻塞在咽喉和气管内的食物冲击出来。

## 第二节　严重精神障碍病人的管理

### 一、健康管理服务对象

社区严重精神障碍病人管理的服务对象为辖区内常住居民中诊断明确、在家居住的严重精神障碍病人，主要包括精神分裂症、分裂情感障碍、妄想性障碍、双相情感障碍、癫痫所致精神障碍、精神发育迟滞伴发精神障碍。

### 二、健康管理服务内容

#### （一）病人信息管理

在将严重精神障碍病人纳入管理时，须由家属提供或直接转自原承担治疗任务的专业医疗卫生机构的疾病诊疗相关信息，为其建立居民健康档案，同时为病人进行一次全面评估，并按照要求填写严重精神障碍病人个人信息补充表。

#### （二）随访评估

对应管理的严重精神障碍病人每年至少随访4次，随访内容包括危险性评估、精神症状、服药情况、药物不良反应、社会功能、康复措施、躯体情况、生活事件等。随访结束后及时填写《严重精神障碍病人随访服务记录表》，于10个工作日内录入信息系统。其中，危险性评估分为6级。

0级：无符合以下1～5级标准的任何行为。

1 级：口头威胁，喊叫，但没有打砸行为。

2 级：有打砸行为，局限在家里，针对财物，能被劝说制止。

3 级：有明显的打砸行为，不分场合，针对财物，不能接受劝说而停止。

4 级：有持续的打砸行为，不分场合，针对财物或人，不能接受劝说而停止，包括自伤和自杀。

5 级：有持管制器具针对人的任何暴力行为，或者有纵火、爆炸等行为，无论在家里还是在公共场合。

### （三）分类干预

根据病人的危险性评估分级、社会功能状况、精神症状评估、自知力判断以及病人是否存在药物不良反应或躯体疾病情况，对病人进行分类干预。

1. 病情不稳定的病人　指危险性评估为 3～5 级或精神症状明显、自知力缺乏、有严重药物不良反应或严重躯体疾病的病人。精神疾病防治人员在做好自我防护的前提下，对病人紧急处理后立即转诊到精神卫生医疗机构。必要时报告当地公安机关和关爱帮扶小组，2 周内随访了解其治疗情况。对于未住院或转诊的病人，联系精神科医师进行应急医疗处置，并在村 / 居民委员会成员、民警的共同协助下，至少每 2 周随访 1 次。如病人既往有暴力史、有滥用酒精 / 药物、被害妄想、威胁过他人、表达过伤害他人的想法、有反社会行为、情绪明显不稳定或处在重大压力之下等情况，精神疾病防治人员应当在村 / 居民委员会成员、民警的共同协助下，开展联合随访，并增加随访频次。

2. 病情基本稳定的病人　指危险性评估为 1～2 级，或精神症状、自知力、社会功能状况至少有一方面较差的病人。首先，了解病人是否遵医嘱规律服药，有无停药、断药现象。其次，判断是病情波动或药物疗效不佳，还是伴有药物不良反应或躯体症状恶化，联系精神科医师，在其指导下分别采取在规定剂量范围内调整现用药物剂量和查找原因对症治疗的措施，2 周后随访。对处理后病情趋于稳定者，可维持目前治疗方案，3 个月后随访；未达到稳定者，建议其到精神卫生医疗机构复诊或请精神科医师结合精神疾病防治工作日等到基层医疗卫生机构面访病人，对精神疾病防治人员提供技术指导，并调整治疗方案，1 个月后随访。

3. 病情稳定的病人　指危险性评估为 0 级，且精神症状基本消失，自知力基本恢复，社会功能处于一般或良好，无严重药物不良反应，躯体疾病稳定，无其他异常的病人。继续执行精神卫生医疗机构制订的治疗方案，3 个月后随访。

4. 每次随访根据病人病情的控制情况，对病人及其家属进行有针对性的健康教育和生活技能训练等方面的康复指导，对家属提供心理支持和帮助。

### （四）健康体检

在病人病情许可的情况下，征得监护人和 / 或病人本人同意后，每年进行 1 次健康检查，可与随访相结合。检查内容包括一般体格检查、血压、体重、血常规（含白细胞分类、转氨酶、血糖）、心电图。

社区严重精神障碍病人的管理服务流程见图 7-1。

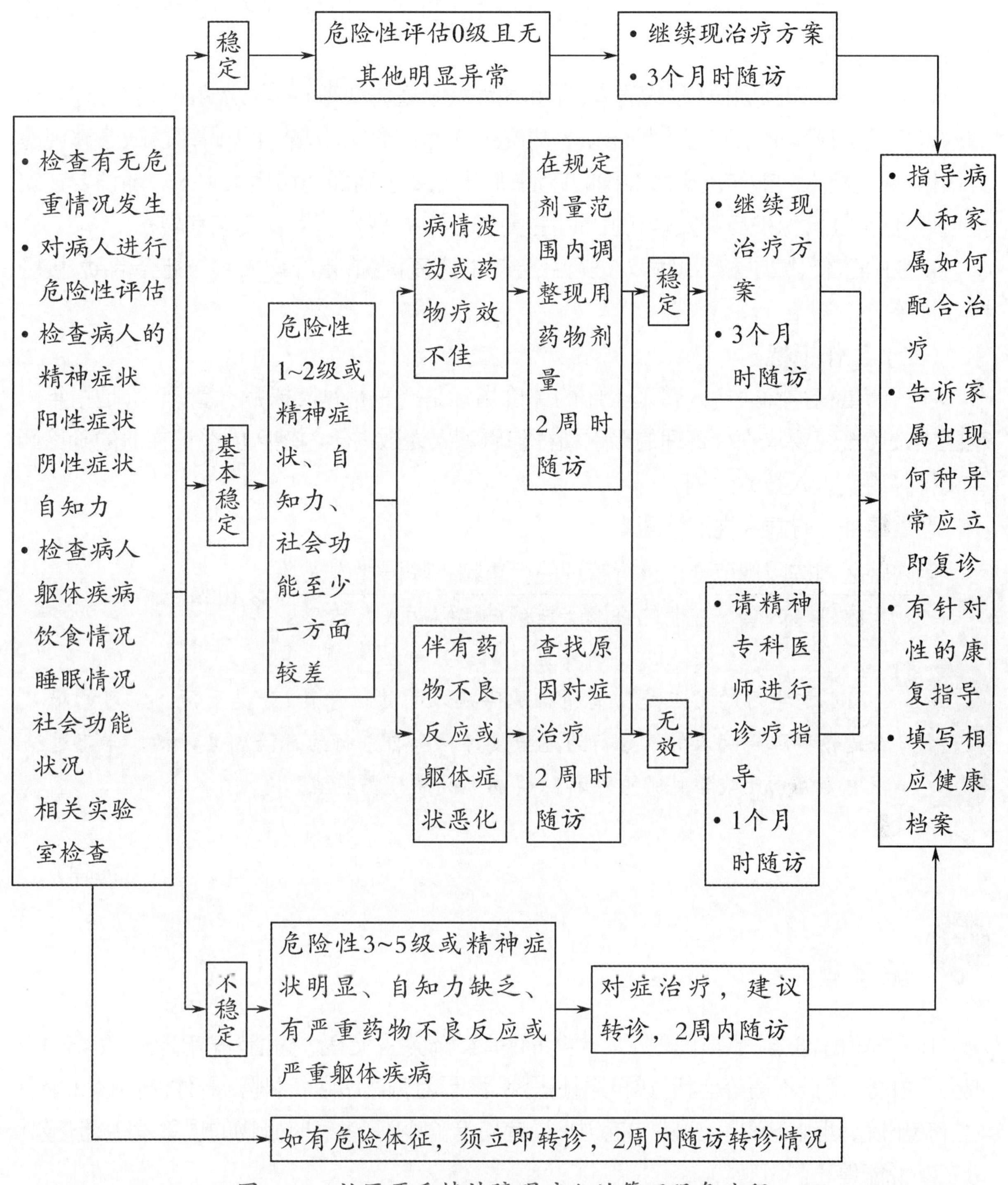

图 7-1 社区严重精神障碍病人的管理服务流程

## 三、健康管理服务要求与工作指标

### （一）服务要求

1. 社区卫生服务机构应配备接受过严重精神障碍疾病相关管理培训的专 / 兼职人

员，开展规定的健康管理工作。

2. 与相关部门加强联系，及时为辖区内新发现的严重精神障碍病人建立健康档案并根据情况及时更新。

3. 随访方式包括面访（预约病人到门诊就诊、家庭访视等）和电话随访。应当综合评估病人病情、社会功能、家庭监护能力等情况选择随访形式，因精神障碍评估缺乏客观检查指标，面见病人才能作出更为准确的评估，原则上要求当面随访病人本人。随访要在安全地点进行，注意保护自身安全，随访时注意方式方法，保护病人及其家庭隐私。

4. 加强宣传，鼓励和帮助病人进行社会功能康复训练，指导病人参与社会活动，接受职业训练。

### （二）工作指标

社区严重精神障碍病人管理工作的评价指标是严重精神障碍病人管理率，是指年内辖区内按照规范要求进行管理的严重精神障碍病人人数占年内辖区内登记在册的确诊严重精神障碍病人人数的比例。

严重精神障碍病人规范管理率 =

$$\frac{\text{年内辖区内按照规范要求进行管理的严重精神障碍病人人数}}{\text{年内辖区内登记在册的确诊严重精神障碍病人人数}}\times 100\%$$

**本章小结**

本章学习的重点是严重精神障碍病人的随访评估、分类干预。学习的难点是精神障碍病人的暴力行为危险度评估和自杀行为危险因素评估。学习过程中要注意比较常见严重精神障碍病人的表现与特点。

（甘海晖）

## 思考题

1. 叶先生，28 岁，汽车修理工。半年前因脑外伤住院治疗，病情好转出院。在家中出现全身抽搐、意识不清等症状，遂再送往医院，诊断为癫痫所致精神障碍，住院治疗 2 个月后好转出院，回到修理厂上班。在家中时，有与妻子吵闹、生气时砸物的现象发生，但经其母亲劝说能停止。

（1）请为叶先生进行暴力行为危险度评估。

（2）社区护士应如何指导家属预防和处理叶先生可能发生的意外事故？

2. 李先生，35 岁，教师，未婚。2 年前出现精神行为异常未就诊，后与邻居发生冲突，用刀砍伤邻居及其家人，警察将其强制送至当地精神卫生中心住院治疗，诊断为精神分裂症。经治疗 1 年后病情好转出院。出院后与其父母同住，出院后规律服药 6 个月，因近段时间李先生出现夜不归宿、脾气急躁等现象，到专科医院复诊。请问：

（1）李先生是否属于严重精神障碍病人？

（2）李先生在危险性评估中属于哪一级？

3. 张女士，未婚，无业，本科学历。张女士不喜欢自己所学专业，5 年前大学毕业后曾在一家外企上班，无明显诱因下出现自言自语，讲话东拉西扯，反复称有人监视她、要害她；后被单位辞退，回到家中，变得不认识家人，出门后找不到回家的路，经医院诊断为精神分裂症。经住院治疗病情缓解后张女士回到家中疗养，其生活可以自理，在家中可以帮忙做点简单的家务，对家人、朋友和邻居的询问不理不睬，对周遭事物漠不关心。

（1）张女士在危险性评估中属于哪一级？

（2）如何对张女士进行干预治疗？

# 第八章　社区传染病病人的健康管理

08 章 数字资源

学习目标

1. 具有尊重病人、关爱病人和依法防治传染病的意识。
2. **掌握**：传染病的流行过程与影响因素；预防措施；分类与报告要求；肺结核病人的督导服药与随访管理流程。
3. **熟悉**：传染病的概念与治疗；肺结核病人的筛查与推介转诊流程；第一次入户随访流程。
4. **了解**：肺结核的病因、发病机制、临床表现、诊断与治疗；肺结核病人的健康管理服务要求与健康管理工作指标。
5. 学会对肺结核病人实施健康管理。

## 第一节　传染病概述

中华人民共和国成立以来，我国政府高度重视传染病防治工作，取得了举世瞩目的成就。彻底消灭了天花，大多数法定管理传染病的发病率和死亡率迅速下降，较长时期维持在低水平。近年来，一些早期被控制的传染病的发病率出现上升，如肝炎、结核病、艾滋病等。同时，危害严重的新传染病不断出现，如严重急性呼吸综合征、人感染高致病性禽流感、新型冠状病毒感染等。目前，传染病的防控形势严峻，加强对传染病病人的健康管理是社区卫生服务的重点工作。

### 一、传染病的概念

传染病（infectious diseases）是由病原微生物引起的能在人与人、动物与动物或人与动物之间相互传染的疾病。传染病的突出特点是具有传染性和流行性。

传染病的发生与发展有一个共同特征，即疾病发展的阶段性，发病机制中的阶段性与临床表现的阶段性在多数情况下是相互吻合的。

## 二、传染病的流行过程与影响因素

### （一）流行的基本环节

传染病在人群中发生、传播和终止的过程，称为流行过程。流行过程必须具备传染源、传播途径和易感人群 3 个基本环节。缺少任何一个环节，传染病均无法传播。

1. 传染源　指病原体已在体内生长繁殖，并能将其排出体外的人和动物，包括病人、病原携带者、隐性感染者和受感染的动物。

2. 传播途径　指病原体从传染源到达易感者的路径。常见的传播途径有呼吸道传播、消化道传播、虫媒传播、接触传播、血液传播、体液传播、垂直传播、土壤传播等。

3. 易感人群　指对某种传染病缺乏特异性免疫的人群。对某一传染病缺乏特异性免疫的人称为易感者。人群对某种传染病易感染的程度，称为人群易感性。人群易感性的高低取决于易感者在某一特定人群中所占的比例。易感者所占比例越高，则人群易感性越高。新生人口增加、易感人口大量流入、计划免疫实施不佳均可增加人群易感性。计划免疫、传染病流行后、隐性感染后均可降低人群易感性。

### （二）影响流行过程的因素

传染病流行的 3 个基本环节能否相互连接形成流行，是一个复杂的生物和社会现象，受自然因素和社会因素的影响。

1. 自然因素的影响　自然因素包括气候、地理、土壤、动植物等，其中对流行过程影响最明显的是气候因素和地理因素。气候因素和地理因素对动物宿主、生物媒介、人群活动以及外环境中病原体存活的影响明显。

（1）自然因素对传染源的影响：以动物为传染源时，自然因素特别是气候、地理因素可通过促进和抑制传染源的活动而影响流行过程。例如，夏秋季节暴雨引起洪水泛滥，居民与带有钩端螺旋体的猪、鼠粪尿污染的水体接触，而导致钩端螺旋体病暴发。副溶血性弧菌食物中毒多见于沿海地区，血吸虫病分布于我国南方 13 个省（自治区、直辖市）。

（2）自然因素对传播途径的影响：以节肢生物为传播媒介时，自然因素的影响明显。媒介生物的地理分布、季节消长、活动能力以及病原体在媒介生物体内的发育、繁殖等均受自然因素的影响。因而，疟疾、流行性乙型脑炎等以节肢生物为传播媒介的传染病有明显的地区性和季节性。

（3）自然因素对易感人群的影响：夏季气候炎热，血液多流向体表，造成肠黏膜缺血，肠道抵抗力降低，容易发生肠道传染病。冬季气候寒冷，冷空气刺激呼吸道黏膜使血管收缩，造成局部缺血，上呼吸道抵抗力降低，容易发生呼吸道传染病。

2. 社会因素的影响　社会因素包括社会制度、生产活动、生活条件、医疗卫生状况、文化水平、经济发展水平、风俗习惯以及宗教信仰等。在传染病流行过程的3个基本环节中，传播途径受社会因素的影响最为明显。

(1) 社会因素对传染源的影响：如严格执行国境检验检疫，能有效防止境外传染病传入我国。对献血人员进行包括乙型肝炎表面抗原在内的常规检查，有助于防止受血者经血液或血制品感染。

(2) 社会因素对传播途径的影响：居民饮用水质量的高低可影响霍乱、伤寒、痢疾等肠道传染病的传播。我国有些地区居民喜欢吃生的或半生的水产品，如鱼、蟹、毛蚶等，而引起肺吸虫病、绦虫病、甲型肝炎等疾病的发生；养成饭前便后洗手、不随地吐痰的卫生习惯，能有效减少传染病传播的机会。

(3) 社会因素对易感人群的影响：预防接种是影响人群易感性最明显的社会因素。预防接种可以使机体获得特异性免疫，降低人群的易感性，预防相应的传染病。

## 三、传染病的分类与报告

### (一) 传染病的分类

《中华人民共和国传染病防治法》将传染病分为甲类、乙类和丙类。目前全国法定传染病共40种。

1. 甲类传染病　是指对人体健康和生命安全危害特别严重，可能造成重大经济损失和社会影响，需要采取强制管理、强制隔离治疗、强制卫生检疫，控制疫情蔓延的传染病，包括2种即鼠疫、霍乱。

2. 乙类传染病　是指对人体健康和生命安全危害严重，可能造成较大经济损失和社会影响，需要采取严格管理，落实各项防控措施，降低发病率，减少危害的传染病，包括27种：传染性非典型肺炎、艾滋病、病毒性肝炎、脊髓灰质炎、人感染高致病性禽流感、麻疹、流行性出血热、狂犬病、流行性乙型脑炎、登革热、炭疽、细菌性和阿米巴痢疾、肺结核、伤寒和副伤寒、流行性脑脊髓膜炎、百日咳、白喉、新生儿破伤风、猩红热、布鲁氏菌病、淋病、梅毒、钩端螺旋体病、血吸虫病、疟疾、人感染H7N9禽流感、新型冠状病毒感染。

3. 丙类传染病　是指常见多发、对人体健康和生命安全造成危害，可能造成一定程度的经济损失和社会影响，需要监测管理，关注流行趋势，控制暴发流行的传染病，包括11种：流行性感冒、流行性腮腺炎、风疹、急性出血性结膜炎、麻风病、流行性和地方性斑疹伤寒、黑热病、包虫病、丝虫病，除霍乱、细菌性和阿米巴性痢疾、伤寒和副伤寒以外的感染性腹泻病、手足口病。

知识窗

### 新型冠状病毒感染

2020 年 2 月 8 日国家卫生健康委员会将新型冠状病毒感染的肺炎暂命名为新型冠状病毒肺炎，简称新冠肺炎。2020 年 2 月 11 日 WHO 将新型冠状病毒感染的肺炎命名为 COVID-19(corona virus disease 2019)，中文译名为 2019 冠状病毒病。其名称解释为：CO 代表冠状(corona)，VI 代表病毒(virus)，D 代表疾病(disease)，19 则因为疾病暴发于 2019 年。2022 年 12 月 26 日国家卫生健康委员会将新型冠状病毒肺炎更名为新冠病毒感染，并印发对其实施“乙类乙管”的通知。新冠病毒感染者的临床表现以发热、乏力、干咳为主，鼻塞、流涕等上呼吸道症状亦可见，会出现缺氧、低氧状态。新冠病毒感染的传播途径主要为飞沫传播、气溶胶传播和接触传播。2020 年 3 月 11 日 WHO 认为新冠病毒感染疫情已具有大流行特征。

### （二）传染病的报告要求

责任报告单位和责任疫情报告人发现甲类传染病和乙类传染病中的传染性非典型肺炎、炭疽中的肺炭疽，按照甲类传染病管理的传染病病人或疑似病人时，或发现其他传染病和不明原因疾病暴发时，应于 2h 内将传染病报告卡通过网络报告。对其他乙类传染病病人、疑似病人和规定报告的传染病病原携带者在诊断后，应于 24h 内进行网络直报。

## 四、传染病的防治

### （一）传染病的预防

1. 控制传染源　主要手段是隔离病人。对传染病接触者，应按具体情况采取检疫措施、密切观察、预防接种。对在人群中检出的病原携带者应进行治疗、教育、调整岗位和随访观察。对动物传染源，如属有价值的家禽、家畜，应尽可能治疗，必要时宰杀后消毒。

2. 切断传播途径　对于消化道传染病和虫媒传染病，消毒和消灭四害是切断传播途径的重要措施。应加强对饮食、水源、粪便的管理或无害化处理和疫源地消毒。在呼吸道传染病流行季节，应减少集会、在人群密集的地方戴口罩。进入疟疾流行区应挂蚊帐、涂抹驱避剂等。

3. 保护易感人群　一方面，通过改善营养、锻炼身体等措施提高机体非特异性免疫；另一方面，通过预防接种、注射含特异性抗体的免疫血清，提高人群的特异性免疫。

### （二）传染病的治疗

1. 治疗原则　治疗传染病要坚持综合性治疗原则：①治疗、护理与隔离、消毒并重；②一般治疗、特效治疗与对症治疗并重。

2. 治疗方法 ①支持疗法，如隔离、护理、心理治疗、适当营养、应用免疫制品等；②特效疗法，如治疗病原体，根治、控制传染源；③对症疗法：以减轻病人痛苦，减少机体消耗，保护重要器官使损伤降至最低限度。

## 第二节 肺结核病人的健康管理

**工作情景与任务**

小王，男，25岁。因咳嗽、咳痰、胸部不适1个月就诊，时有胸闷、夜间盗汗。体格检查：T 37.4℃，P 80次/min，R 20次/min，BP 105/70mmHg，消瘦。胸部X线显示锁骨下见片状、絮状阴影，边界不清。结核菌素试验(+)。初步诊断：浸润性肺结核。其职业为建筑工人，对肺结核知识了解较少。

**工作任务：**

1. 要明确诊断，还需要做哪些检查？
2. 作为社区护士，应该为他提供哪些健康管理服务？

### 一、肺结核概述

#### (一)病因与发病机制

1. 病因 肺结核(pulmonary tuberculosis，PTB)是由结核分枝杆菌引起的肺部感染。肺结核的传染源主要是排菌的肺结核病人，病人在咳嗽或打喷嚏时，带菌的飞沫漂浮于空气中，或痰干燥后，结核分枝杆菌随尘埃漂浮于空气中，被健康人吸入是常见途径。

2. 发病机制 结核分枝杆菌侵入机体后是否发病，不仅取决于入侵结核分枝杆菌的数量和致病力的大小，还取决于人体免疫力的强弱、变态反应的强弱。人体免疫力弱时，结核病易于发展。反之，感染后不易发病，即使发病也较轻，且易治愈。免疫力包括特异性免疫和非特异性免疫。非特异性免疫较弱，对侵入机体的结核分枝杆菌不易杀死。抵抗疾病必须依赖机体对结核分枝杆菌建立起来的特异性免疫，即人体感染结核分枝杆菌或接种卡介苗后产生的特异性免疫，其免疫机制主要是细胞免疫。

#### (二)临床表现

1. 原发性肺结核 机体初次感染结核分枝杆菌而发生的肺结核称原发性肺结核，多见于儿童，又称儿童型肺结核。大多数原发感染者临床症状不明显，少数病人有低热、轻咳、食欲减退、消瘦、盗汗、乏力等。少数病人因机体抵抗力低下和对结核分枝杆菌的敏感性高，病变恶化易发生血行播散。

2. 血行播散型肺结核 又称粟粒型肺结核，细菌从肺原发病灶进入肺动脉，播散到血液分布区域，造成局部血行播散。急性粟粒型结核病人有严重的毒血症症状，表现为高热、寒战、虚弱、脉搏细速、呼吸困难、甚至发绀，但咳嗽不明显。亚急性病人可有反复的、阶段性的畏寒、发热、盗汗、疲乏、食欲减退、消瘦、咳嗽、咳少量痰或血痰。

3. 浸润型肺结核　临床上最多见。早期及轻微病人常无明显症状，随着病变的进展，可出现低热、乏力、食欲减退、消瘦、盗汗、月经紊乱、轻微咳嗽、咳少量白色黏痰、胸部不适等症状。如果病人抵抗力弱或感染病菌多，肺部可产生干酪样坏死，病人多有高热、乏力、剧烈咳嗽、咳脓性痰，甚至咯血。

### （三）诊断

痰液中找到结核分枝杆菌是诊断肺结核最可靠的依据。胸部 X 线检查对肺结核的早期诊断和确定病灶性质、部位、范围及其发展情况及制订治疗方案具有重要作用。此外，可以借助胸部 CT 扫描、支气管镜检查、纵隔镜检查、穿刺术等方法。可采用结核菌素试验来协助诊断，试验结果呈阳性表明受试者感染过结核分枝杆菌，但不一定患有活动性结核病。结核菌素试验对婴幼儿的诊断价值比成年人大，3 岁以内的婴幼儿未接种过卡介苗而结核菌素试验呈阳性反应者应视为新近感染结核分枝杆菌。

知识拓展

#### 结核菌素试验

结核菌素试验（PPD 试验）是诊断结核感染的常用参考指标，将 C 型结核菌素纯蛋白衍生物（PPD-C）5IU（0.1ml）注入皮内左前臂内侧上中 1/3 交界处，72h 后观察有无红肿硬结。结果判断以局部硬结直径为依据：无硬结或硬结直径 <5mm 为阴性反应，硬结直径 5～19mm 为阳性反应，硬结直径≥20mm（儿童≥15mm）或 <20mm 但有水疱和破溃等为强阳性反应。PPD 试验阳性表示受试者曾经感染过结核分枝杆菌或接种过卡介苗，但不能判定其患有结核病；PPD 试验强阳性表示体内有活动性结核病灶。

### （四）治疗

肺结核的治疗以药物治疗为主，辅以对症治疗。

1. 药物治疗　药物治疗的主要作用是缩短传染期，降低死亡率、感染率以及患病率。应遵循“早期、联合、适量、规律和全程治疗”的原则。常用药物：①抑制分枝菌酸合成的异烟肼；②抑制 RNA 合成的利福平；③干扰 RNA 合成的乙胺丁醇；④阻止叶酸合成的对氨基水杨酸等。

2. 对症治疗　包括降温、止咳、祛痰、抗感染，必要时应用激素改善严重的毒血症症状。

## 二、健康管理服务内容

健康管理的服务对象是辖区内确诊的常住肺结核病人，服务内容包括筛查与推介转诊、第一次入户随访、督导服药和随访管理、结案评估。

### （一）筛查与推介转诊

对辖区内前来就诊的居民或病人，如发现有慢性咳嗽、咳痰≥2 周，咯血、咳血痰，发热、盗汗、胸痛或不明原因消瘦等肺结核可疑症状者，在鉴别诊断的基础上，填写“双向转诊单”。推荐其到结核病定点医疗机构进行结核病检查。1 周内进行电话随访，了解其是否前去就诊，督促其及时就医。肺结核病人的筛查与推介转诊服务流程见图 8-1。

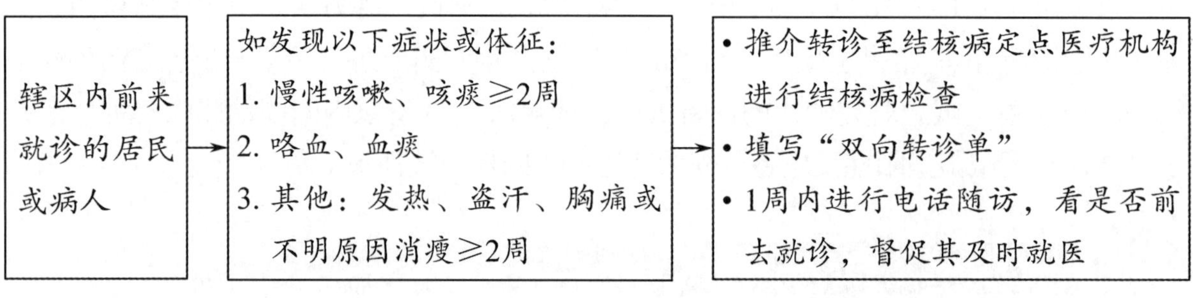


图 8-1　肺结核病人的筛查与推介转诊服务流程

### （二）第一次入户随访

乡镇卫生院、村卫生室、社区卫生服务中心 / 站接到上级专业机构管理肺结核病人的通知后，需在 72h 内访视病人，访视内容有：

1. 确定督导人员　督导人员优先选择医务人员，也可选择病人家属。若选择家属，则必须对家属进行培训。同时与病人确定服药时间和服药地点。按照化学药物治疗方案，告诉督导人员肺结核病人的《肺结核病人治疗记录卡》或《耐多药肺结核病人服药卡》的填写方法、取药时间和地点，提醒病人按时取药和复诊。

2. 评估病人的居住环境，告诉病人及其家属做好防护工作，防止传染。

3. 对病人及其家属开展结核病防治知识的宣传教育。

4. 告诉病人出现病情加重、严重不良反应、并发症等异常情况时，要及时就诊。

若 72h 内 2 次访视均未见到病人，要将访视结果及时向上级专业机构报告。

肺结核病人的第一次入户随访服务流程见图 8-2。

### （三）督导服药与随访管理

1. 督导服药

（1）医务人员督导：病人服药日，医务人员对病人进行直接面视下督导服药。

（2）家庭成员督导：病人每次服药都要在家属的面视下进行。

2. 随访评估　由医务人员督导的病人，医务人员至少每月记录 1 次对病人的随访

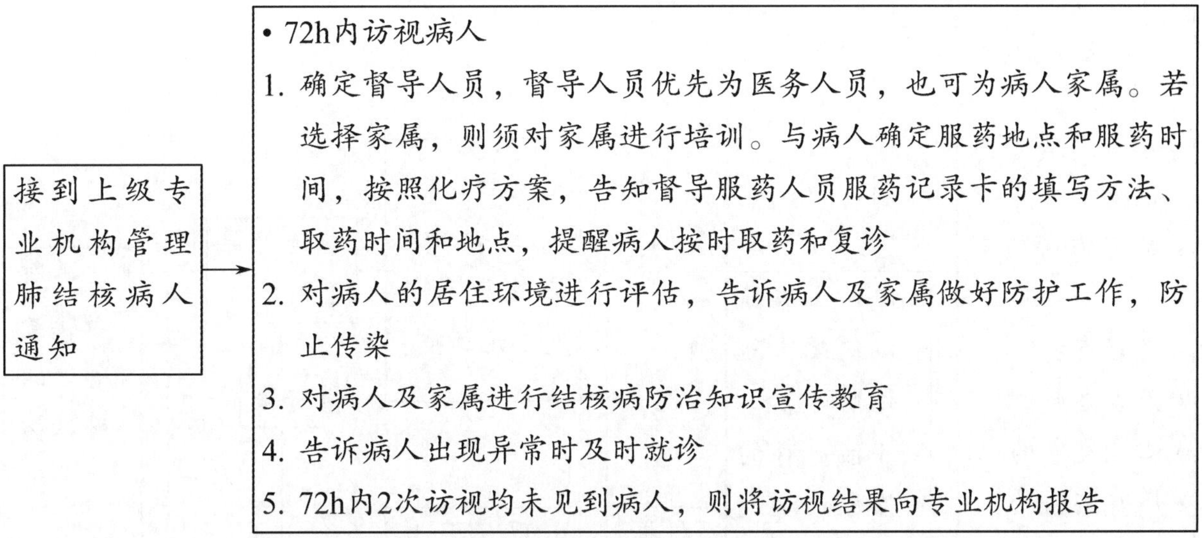

| 接到上级专业机构管理肺结核病人通知 → | • 72h内访视病人<br>1. 确定督导人员，督导人员优先为医务人员，也可为病人家属。若选择家属，则须对家属进行培训。与病人确定服药地点和服药时间，按照化疗方案，告知督导服药人员服药记录卡的填写方法、取药时间和地点，提醒病人按时取药和复诊<br>2. 对病人的居住环境进行评估，告诉病人及家属做好防护工作，防止传染<br>3. 对病人及家属进行结核病防治知识宣传教育<br>4. 告诉病人出现异常时及时就诊<br>5. 72h内2次访视均未见到病人，则将访视结果向专业机构报告 |
|---|---|

图 8-2 肺结核病人的第一次入户随访服务流程

评估结果；由家庭成员督导的病人，基层医疗卫生机构要在病人的强化期或注射期内，每10d 随访 1 次，继续期或非注射期内，每个月随访 1 次。评估内容有：

（1）评估病人是否存在危急情况，如有则紧急转诊，2 周内主动随访转诊情况。

（2）对无需紧急转诊的病人，了解其服药情况，包括服药是否规律，是否有不良反应，询问上次随访到本次随访期间的症状。询问其他疾病状况、用药史和生活方式。

3. 分类干预

（1）对于按时服药、无不良反应的病人，继续督导其服药，并预约下一次随访时间。

（2）对于未按定点医疗机构医嘱服药的病人，要查明原因。若是不良反应引起的，则转诊；若为其他原因，则要对病人加强健康教育。若病人漏服药次数超过 1 周及以上，要及时向上级专业机构报告。

（3）对于出现药物不良反应、并发症或合并症的病人，要立即转诊，2 周内主动随访转诊情况。

（4）提醒并督促病人按时到定点医疗机构复诊。

肺结核病人的督导服药与随访管理服务流程见图 8-3。

### （四）结案评估

当病人停止抗结核治疗后，要对其进行结案评估，评估内容有：

1. 记录病人停止治疗的时间与原因。

2. 评估其全程服药管理情况。

3. 收集和上报病人的《肺结核病人治疗记录卡》或《耐多药肺结核病人服药卡》。

同时，将病人转诊至结核病定点医疗机构进行治疗转归评估，2 周内电话随访，了解其是否前去就诊及确诊结果。

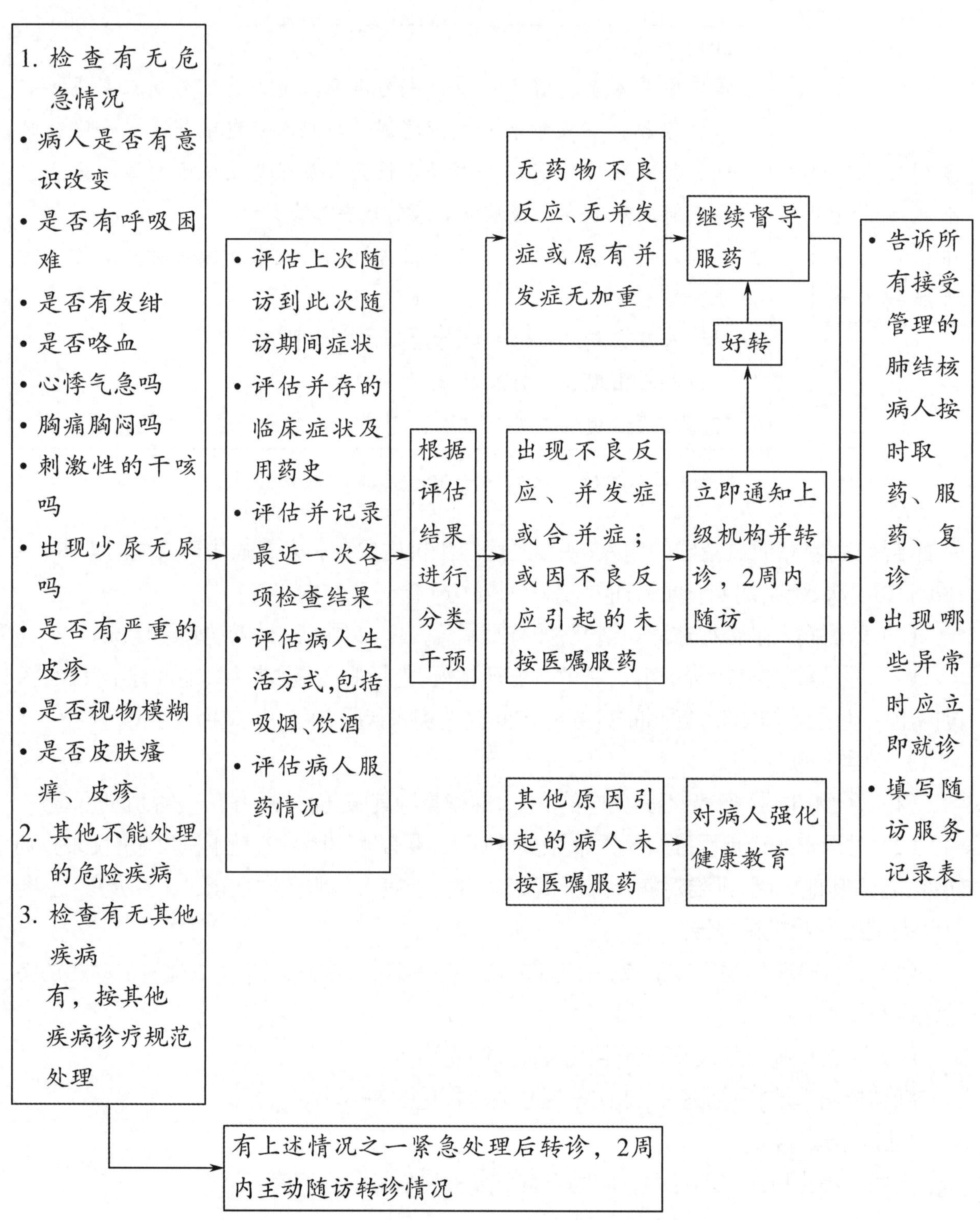

图 8-3 肺结核病人的督导服药与随访管理服务流程

## 三、健康管理服务要求

1. 在农村，主要由乡村医生为肺结核病人提供健康管理服务。

2. 健康管理服务人员须接受上级专业机构的培训和技术指导。

3. 病人服药后，督导人员在《肺结核病人治疗记录卡》或《耐多药肺结核病人服药卡》中记录服药情况。病人完成疗程后，督导人员要将《肺结核病人治疗记录卡》或《耐多药肺结核病人服药卡》交给上级专业机构留存。

4. 提供服务后，要及时将相关信息记入《肺结核病人随访服务记录表》，每月 1 次，存入病人的健康档案，并与上级专业机构共享。

5. 管理期间，如发现病人从本辖区居住地迁出，要及时向上级专业机构报告。

## 四、健康管理工作指标

1. 肺结核病人管理率　指已管理的肺结核病人人数占同期辖区内经上级定点医疗机构确诊并通知基层医疗卫生机构管理的肺结核病人人数的比例。

$$\text{肺结核病人管理率}=\frac{\text{已管理的肺结核病人人数}}{\text{同期辖区内经上级定点医疗机构确诊并通知基层医疗卫生机构管理的肺结核病人人数}}\times 100\%$$

2. 肺结核病人规则服药率　指按照要求规则服药的肺结核病人人数占同期辖区内已完成治疗的肺结核病人人数的比例。规则服药是指在整个疗程中，病人在规定的服药时间实际服药次数占应服药次数的 90% 以上。

$$\text{肺结核病人规则服药率}=\frac{\text{按照要求规则服药的肺结核病人人数}}{\text{同期辖区内已完成治疗的肺结核病人人数}}\times 100\%$$

**本章小结**

本章的学习重点是传染病的流行过程与影响因素、预防措施、分类与报告要求、肺结核病人的督导服药与随访管理流程。学习难点是肺结核病人的筛查与推介转诊流程、第一次入户随访流程、督导服药与随访管理流程。学习过程中，要注意从传染病的流行过程与影响因素分析传染病的预防措施。

（姜瑞涛）

## 思考题

1. 传染病的预防措施有哪些？
2. 简述肺结核病人第一次入户随访的访视内容。
3. 试述肺结核病人的分类干预措施。

# 第九章 突发公共卫生事件的报告与处理

09 章 数字资源

学习目标

1. 具有依法办事、通力协作的意识。
2. **掌握：**突发公共卫生事件相关信息的报告内容。
3. **熟悉：**突发公共卫生事件的特征、分级和服务流程。
4. **了解：**突发公共卫生事件的概念、危害、服务要求和工作指标。
5. 学会突发公共卫生事件的处理。

## 工作情景与任务

毒黄瓜是受到肠出血性大肠埃希菌（EHEC）“污染”的黄瓜。食用这种带有大肠埃希菌的黄瓜可引发致命性的溶血性尿毒症，可影响到血液、肾以及中枢神经系统等。毒黄瓜引起的疫症从 2011 年 5 月中旬开始在德国蔓延，并且疫情继续扩散，截止到 5 月 30 日，德国因食用有毒黄瓜感染肠出血性大肠埃希菌而死亡 14 人，确诊或疑似病例总数已有约 800 例。此外，包括瑞典、丹麦、英国和荷兰在内的多个国家均已报道感染病例，欧洲一时陷入恐慌。德国蔬菜的生产和销售受到很大影响。据初步估算，EHEC 疫情每天给菜农造成的经济损失约达 200 万欧元。

**工作任务：**

1. 判断该事件是否为突发公共卫生事件。
2. 说出突发公共卫生事件的危害。

## 第一节　突发公共卫生事件概述

### 一、突发公共卫生事件的概念

突发公共卫生事件（emergency public health event）是指突然发生，造成或者可能造成社会公众健康严重损害的重大传染病疫情、群体性不明原因疾病、重大食物和职业中毒以及其他严重影响公众健康的事件。

1. 重大传染病疫情　指某种传染病在短时间内发生、波及范围广泛，出现大量的病人或死亡病例，其发病率远远超过常年的发病率水平的情况。

2. 群体性不明原因疾病　指在短时间内，某个相对集中的区域内同时或者相继出现具有共同临床表现的病人，且病例不断增加，范围不断扩大，又暂时不能明确诊断的疾病。这种疾病可能是传染病、群体性癔症，也可能是某种中毒。

3. 重大食物和职业中毒　指由于食品污染和职业危害的原因而造成的人数众多或者伤亡较重的中毒事件。

4. 其他严重影响公众健康的事件　指针对不特定的社会群体，造成或可能造成社会公众健康的严重损害，影响正常社会秩序的重大事件。

### 二、突发公共卫生事件的特征

1. 突发性　突发公共卫生事件不易预测，突如其来，但其发生与转归具有一定的规律性。

2. 公共属性　突发公共卫生事件所危及的对象不是特定的人，而是不特定的社会群体，在事件影响范围内的人都有可能受到伤害。

3. 危害的严重性　突发公共卫生事件可对公众健康和生命安全、社会经济发展、生态环境等造成不同程度的危害，这种危害既可以是对社会造成的即时性严重损害，也可以是对社会发展造成的重大影响。

### 三、突发公共卫生事件的分级

根据突发公共卫生事件的性质、危害程度和涉及范围，《国家突发公共卫生事件应急预案》将突发公共卫生事件划分为特别重大（Ⅰ级）、重大（Ⅱ级）、较大（Ⅲ级）、一般（Ⅳ级）4级，分别用红色、橙色、黄色和蓝色进行预警。

1. 特别重大突发公共卫生事件（Ⅰ级）　有下列7种情形之一的为特别重大突发公共卫生事件：

(1) 肺鼠疫、肺炭疽在大、中城市发生并有扩散趋势，或肺鼠疫、肺炭疽疫情波及2个以上省份，并有进一步扩散的趋势。

(2) 发生严重急性呼吸综合征、人感染高致病性禽流感病例，并有扩散趋势。

(3) 涉及多个省份的群体性不明原因疾病，并有扩散趋势。

(4) 发生新传染病或我国尚未发现的传染病发生或传入，并有扩散趋势，或发现我国已消灭的传染病重新流行。

(5) 发生烈性病菌株、毒株、致病因子等丢失事件。

(6) 周边以及与我国通航的国家和地区发生特大传染病疫情，并出现输入性病例，严重危及我国公共卫生安全的事件。

(7) 国务院卫生行政部门认定的其他特别重大突发公共卫生事件。

2. 重大突发公共卫生事件(Ⅱ级) 有下列13种情形之一的为重大突发公共卫生事件：

(1) 在一个县(市、区)行政区域内，一个平均潜伏期内(6d)发生5例以上肺鼠疫、肺炭疽病例，或者相关联的疫情波及2个以上的县(市、区)。

(2) 发生严重急性呼吸综合征、人感染高致病性禽流感疑似病例。

(3) 腺鼠疫发生流行，在一个市(地)行政区域内，一个平均潜伏期内多点连续发病20例以上，或流行范围波及2个以上市(地)。

(4) 霍乱在一个市(地)行政区域内流行，1周内发病30例以上，或波及2个以上市(地)，有扩散趋势。

(5) 乙类、丙类传染病波及2个以上县(市、区)，1周内发病水平超过前5年同期平均发病水平2倍以上。

(6) 我国尚未发现的传染病发生或传入，尚未造成扩散。

(7) 发生群体性不明原因疾病，扩散到县(市、区)以外的地区。

(8) 发生重大医源性感染事件。

(9) 预防接种或群体性预防性服药出现人员死亡。

(10) 一次食物中毒人数超过100人并出现死亡病例，或出现10例以上死亡病例。

(11) 一次发生急性职业中毒50人以上，或死亡5人以上。

(12) 境内外隐匿运输、邮寄烈性生物病原体、生物毒素造成我境内人员感染或死亡的。

(13) 省级以上人民政府卫生行政部门认定的其他重大突发公共卫生事件。

3. 较大突发公共卫生事件(Ⅲ级) 有下列9种情形之一的为较大突发公共卫生事件：

(1) 发生肺鼠疫、肺炭疽病例，一个平均潜伏期内病例数未超过5例，流行范围在一个县(市、区)行政区域以内。

(2) 腺鼠疫发生流行，在一个县(市)行政区域内，一个平均潜伏期内连续发病10例以上,或波及2个以上县(市、区)。

(3)霍乱在一个县(市)行政区域内发生,1周内发病10~29例或波及2个以上县(市、区),或市(地)级以上城市的市区首次发生。

(4)1周内在一个县(市)行政区域内,乙、丙类传染病发病水平超过前5年同期平均发病水平1倍以上。

(5)在一个县(市、区)行政区域内发现群体性不明原因疾病。

(6)一次食物中毒人数超过100人,或出现死亡病例。

(7)预防接种或群体性预防性服药出现群体心因性反应或不良反应。

(8)一次发生急性职业中毒10~49人,或死亡4人以下。

(9)市(地)级以上人民政府卫生行政部门认定的其他较大突发公共卫生事件。

4. 一般突发公共卫生事件(Ⅳ级) 有下列5种情形之一的为一般突发公共卫生事件:

(1)腺鼠疫在一个县(市、区)行政区域内发生,一个平均潜伏期内病例数未超过10例。

(2)霍乱在一个县(市、区)行政区域内发生,1周内发病9例以下。

(3)一次食物中毒人数30~99人,未出现死亡病例。

(4)一次发生急性职业中毒9人以下,未出现死亡病例。

(5)县级以上人民政府卫生行政部门认定的其他一般突发公共卫生事件。

## 四、突发公共卫生事件的危害

突发公共卫生事件不仅给人民的健康和生命造成重大损失,对经济和社会发展也具有重要影响,其危害包括直接危害和间接危害。直接危害一般为事件直接导致的即时性损害,间接危害一般为事件的继发性损害或危害。主要表现在以下方面:

1. 人群健康和生命严重受损 每次严重的突发公共卫生事件均造成众多的人群疾病、伤残或死亡。

2. 造成心理伤害 突发公共卫生事件对于全社会所有人的心理都是一种强烈的刺激,导致许多人产生焦虑、神经症和忧虑等精神神经症状。如1988年上海的甲型肝炎流行造成上海市和其他一些地区人群的恐慌。

3. 造成严重经济损失 突发公共卫生事件常常给个人、家庭和社会造成直接或间接的经济损失。如治疗及相关成本,政府、社会和个人防疫的直接成本,疫情导致的经济活动量下降而造成的经济损失,疫情不稳定造成交易成本上升产生的损失等。据专家估计,2003年我国严重急性呼吸综合征流行至少造成数千亿元人民币的损失。

4. 国家或地区形象受损甚至出现政治动荡 突发公共卫生事件的频繁发生或处理不当,可能对国家和地区的形象产生不良影响,也可使医疗卫生等有关单位和政府有关部门产生严重的公共信任危机。严重突发公共卫生事件处理不当可能影响国家或地区的稳定，有些发达国家将军事安全、信息安全和公共卫生安全列为新时期国家安全体系。

## 第二节　突发公共卫生事件的报告与处理

突发公共卫生事件报告与处理的服务对象为辖区内服务人口，报告与处理服务规范包括服务内容、服务流程、服务要求和工作指标。

### 一、服 务 内 容

#### （一）突发公共卫生事件风险管理

在疾病预防控制机构和其他专业机构指导下，乡镇卫生院、村卫生室和社区卫生服务中心/站协助开展传染病疫情和突发公共卫生事件风险排查、收集和提供风险信息，参与风险评估和应急预案制/修订。

#### （二）突发公共卫生事件的发现、登记

乡镇卫生院、村卫生室和社区卫生服务中心/站应规范填写分诊记录、门诊日志、入/出院登记本、X线检查和实验室检测结果登记本或由电子病历、电子健康档案自动生成规范的分诊记录、门诊日志、入/出院登记、检测检验和放射登记。如发现或怀疑为突发公共卫生事件时，按要求填写《突发公共卫生事件相关信息报告卡》。

#### （三）突发公共卫生事件相关信息报告

1. 报告程序与方式　具备网络直报条件的机构，在规定时间内进行突发公共卫生事件相关信息的网络直报；不具备网络直报条件的，按相关要求通过电话、传真等方式进行报告，同时向辖区县级疾病预防控制机构报送《突发公共卫生事件相关信息报告卡》。

2. 报告时限　发现发生或者可能发生传染病暴发、流行的；发生或者发现不明原因的群体性疾病的；发生传染病菌种、毒种丢失的；发生或者可能发生重大食物和职业中毒事件4种情形之一的，应当在2h内向所在地县级人民政府卫生行政主管部门报告。

3. 订正报告和补报　发现报告错误、报告病例转归或诊断情况发生变化时，应及时对《突发公共卫生事件相关信息报告卡》等进行订正；对漏报的突发公共卫生事件，应及时进行补报。

#### （四）突发公共卫生事件的处理

1. 病人医疗救治和管理　按照有关规范要求，对突发公共卫生事件伤者进行急救，及时转诊，书写医学记录及其他有关资料并妥善保管。

2. 健康危害暴露人员的管理　协助开展健康危害暴露人员的追踪、查找，对集中或居家医学观察者提供必要的基本医疗和预防服务。

3. 流行病学调查　协助对本辖区突发公共卫生事件开展流行病学调查，收集和提供

健康危害暴露人员的相关信息。

4. 疫点、疫区处理　做好医疗机构内现场控制、消毒隔离、个人防护、医疗垃圾和污水的处理工作。协助对被污染的场所进行卫生处理，开展杀虫、灭鼠等工作。

5. 应急接种和预防性服药　协助开展应急接种、预防性服药、应急药品和防护用品分发等工作，并提供指导。

6. 宣传教育　根据辖区突发公共卫生事件的性质和特点，开展相关知识、技能和法律法规的宣传教育。

突发公共卫生事件的报告与处理服务流程见图 9-1。

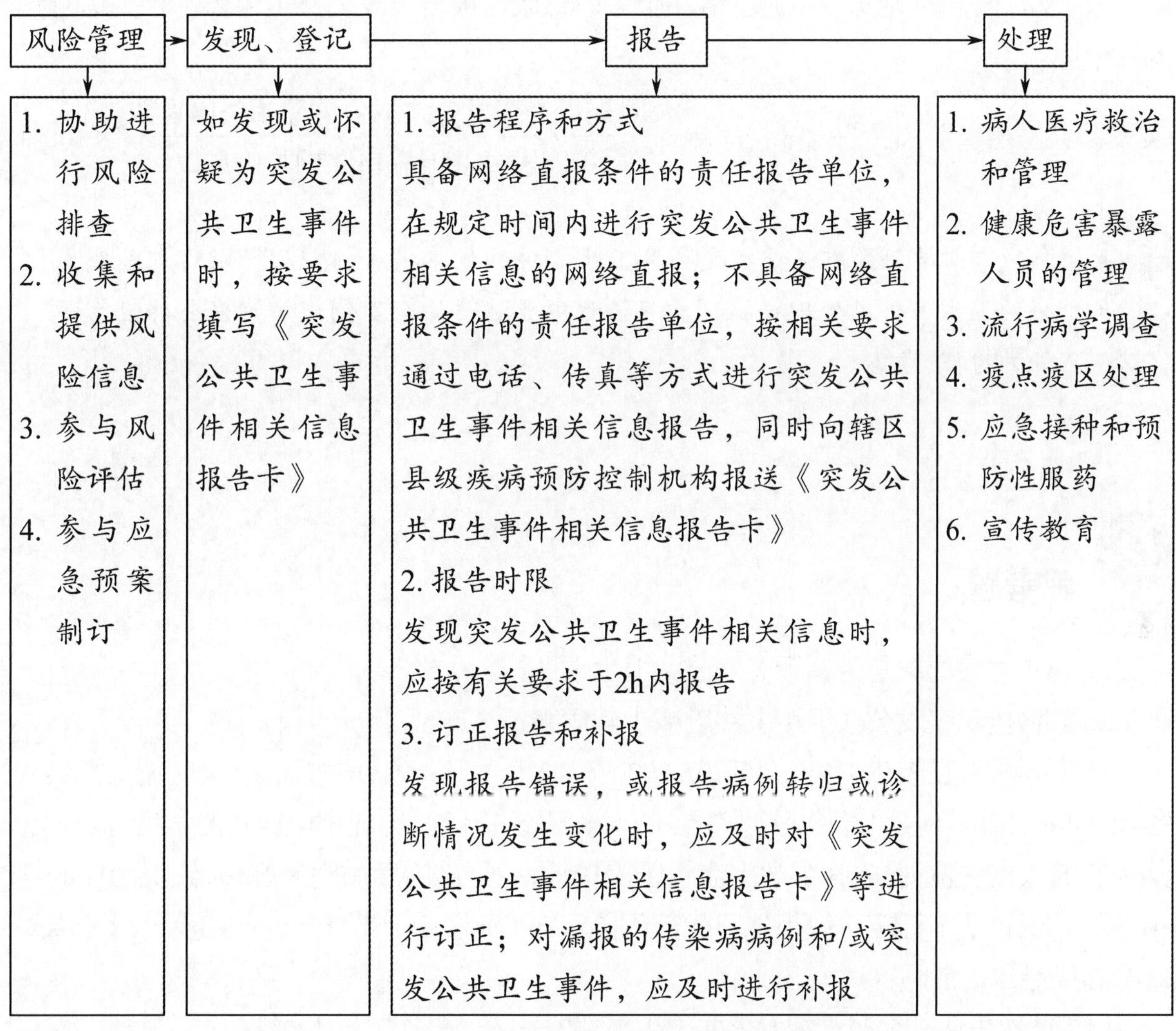

图 9-1　突发公共卫生事件的报告与处理服务流程

## 二、服务要求与工作指标

### （一）服务要求

1. 乡镇卫生院、村卫生室和社区卫生服务中心 / 站应按照《突发公共卫生事件应急条例》《国家突发公共卫生事件应急预案》等法律法规要求，建立健全突发公共卫生事件报告管理制度，协助开展突发公共卫生事件的报告和处置。

2. 乡镇卫生院、村卫生室和社区卫生服务中心/站要配备专/兼职人员负责突发公共卫生事件报告管理工作，定期对工作人员进行相关知识和技能的培训。

3. 乡镇卫生院、村卫生室和社区卫生服务中心/站要做好相关服务记录，《突发公共卫生事件相关信息报告卡》至少保留3年。

### （二）工作指标

突发公共卫生事件报告与处理工作的评价指标是突发公共卫生事件相关信息报告率，是指及时报告的突发公共卫生事件相关信息数占报告突发公共卫生事件相关信息数的百分比。

$$\text{突发公共卫生事件相关信息报告率}=\frac{\text{及时报告的突发公共卫生事件相关信息数}}{\text{报告突发公共卫生事件相关信息数}}\times 100\%$$

本章小结

**本章学习的重点是突发公共卫生事件的信息报告、处理措施，难点是突发公共卫生事件的处理措施。学习过程中要注意结合案例理解突发公共卫生事件的特征、危害。**

（许榅坚）

## 思考题

1. 厄尔尼诺现象是否属于突发公共卫生事件？
2. 如何应对突发公共卫生事件以减少其危害？
3. 某学校有在校生1 600余名，从2020年12月1日开始，该校陆续有学生出现恶心、呕吐、腹痛、腹泻等急性胃肠炎症状，至12月8日下午4时，出现相似症状的学生有84人，其中有5人需住院观察，其余学生症状普遍较轻，经门诊治疗后明显好转，住院治疗的学生各项体征也基本稳定。经当地卫生部门流行病学调查和实验室检查，初步分析是诺如病毒感染导致。请问：

（1）此次事件是否属于突发公共卫生事件？

（2）学校应如何做好相关信息的报告？

# 附　录

## 实训指导

### 实训一　制订控烟社区健康教育计划

【实训目的】

1. 认识制订社区健康教育计划的意义和作用。

2. 掌握制订社区健康教育计划的原则、内容和方法。

【实训前准备】

1. 教师准备　某社区居民吸烟状况调查资料。

2. 学生准备

(1) 学生分组:每组 6~8 人。

(2) 复习健康相关行为改变理论、制订健康教育计划的步骤。

【实训学时】

2 学时。

【实训过程】

1. 以小组为单位,讨论、制订健康教育计划,组长进行汇报。

2. 教师对各小组制订的健康教育计划进行点评。

【实训报告】

根据小组实训情况、教师点评,撰写实训报告。

(李　梅)

### 实训二　建立居民健康档案

【实训目的】

1. 加深对居民健康档案重要性的认识。

2. 通过参观学习社区居民健康档案,熟悉个人健康档案的建立、管理和使用。

3. 学会入户调查、建立居民健康档案。

【实训前准备】

1. 教师准备

(1) 设计典型案例。

(2) 准备实训用物:《居民健康档案表》《健康体检表》《高血压病人随访服务记录表》《2 型糖尿病

病人随访服务记录表》、钢笔或圆珠笔、血压计、体温计、体重计、米尺、计算器等。

2. 学生准备

（1）学生分组

（2）熟悉社区健康档案建档流程。

（3）按照教师设计的家庭案例设计情景模拟脚本。

**【实训学时】**

2学时。

**【实训过程】**

1. 教师与学生熟悉居民健康档案建档流程及注意事项。

2. 学生按分组进行社区内、入户调查2种建档方式，按照社区健康档案相关表格逐一进行访谈和体检，记录调查对象的情况及主要健康问题。

3. 整理收集的居民信息资料，小组讨论并建立一份居民健康档案。

4. 各组交换所建居民健康档案、高血压或糖尿病病人随访服务记录表，组织讨论并点评居民健康档案及随访服务记录表的优缺点，互相交流学习。

**【实训报告】**

根据实训结果，撰写实训报告。

（柴玉艳）

## 实训三　环境污染案例讨论

**【实训目的】**

1. 具有良好的环境保护意识。

2. 学会环境污染案例的调查分析方法。

**【实训前准备】**

1. 教师准备　环境污染典型案例。

2. 学生准备　课前复习环境污染与健康相关理论知识。

**【实训学时】**

2学时。

案例：痛痛病事件

1955年在日本富山县神通川沿岸的一些地区出现了一种怪病，开始时人们只是在劳动之后感到腰、背、膝等关节处疼痛，休息或洗澡后可以好转，几年之后疼痛遍及全身，人的正常活动受到限制，大喘气时都感到疼痛难忍。人的骨骼软化，身体萎缩，骨骼出现严重畸形，严重时，一些轻微的活动或咳嗽都可以造成骨折。最后，病人饭不能吃、水不能喝，卧床不起，呼吸困难，在极度疼痛中去世。这种怪病的发生和蔓延，引起人们的极度恐慌，但是不知道这是什么病，只能根据病人不断地呼喊"痛啊！痛啊！"而称为痛痛病。1946—1960年日本从事综合临床、病理、流行病学、动物实验和分析化学的医学人员经过长期研究发现，"痛痛病"是神通川上游的神冈矿山废水引起的镉（Cd）中毒。

日本明治初期（1868年左右），三井金属矿业公司在神通川上游发现铅锌矿，建立了一个铅锌矿厂。洗矿石时，将含有镉的大量废水直接排入神通川，使河水遭到严重污染。河两岸的稻田用这种被污染的河水灌溉，通过生物富集作用，产出的稻米含镉量很高。人们常吃这种被镉污染的大米，饮用被镉污染的神通川水，久而久之，造成慢性镉中毒。

【实训过程】

教师根据案例提出问题，组织学生分组讨论，教师根据各小组发言情况进行点评。

1. 讨论问题举例

(1) 环境污染对人体健康的危害有哪些？

(2) 该次事件可否定性为环境污染？为什么？

(3) 结合本例说明食物链在生物富集中的作用。

(4) 本次事件给了我们什么启示？

(5) 如何防止类似事件的发生？

2. 全班同学每5～6人分为1组，每组推选出1名组长，以小组为单位分析案例、讨论问题，由组长汇总本组讨论结果并发言。

【实训报告】

学生根据小组讨论情况、教师点评书写实训报告。

（李 芬）

## 实训四 家庭健康评估

【实训目的】

1. 掌握家庭健康评估的内容。

2. 学会正确运用家庭健康评估工具。

【实训前准备】

1. 教师准备 设计不同情况的典型家庭案例。准备家庭成员情况调查表、APGAR问卷、家庭健康状况调查表。

2. 学生准备 学生分组，每组6～8人。复习家庭健康评估有关的理论知识。

【实训学时】

2学时。

【实训过程】

1. 学生以小组为单位，根据领取的家庭案例，填写家庭成员情况调查表（实训表4-1）。

实训表4-1 家庭成员情况调查表

| 姓名 | | | | | | |
|---|---|---|---|---|---|---|
| 出生年月日 | | | | | | |
| 性别 | | | | | | |
| 与户主关系 | | | | | | |
| 婚姻状况 | | | | | | |
| 教育程度 | | | | | | |

续表

| 职业 | | | | | | |
|---|---|---|---|---|---|---|
| 工作单位 | | | | | | |
| 经济来源 | | | | | | |
| 健康状况 | | | | | | |

2. 应用家系图、家庭关怀度指数评估表（实训表 4-2）收集评估资料。学生分角色扮演，共同讨论，完成家系图的绘制、APGAR 问卷的填写。

实训表 4-2　APGAR 问卷

| 项目 | 经常（2 分） | 有时（1 分） | 几乎从不（0 分） |
|---|---|---|---|
| 1. 当我遇到困难时，可以从家人处得到满意的帮助 | □ | □ | □ |
| 2. 我很满意家人与我讨论各种事情以及分担问题的方式 | □ | □ | □ |
| 3. 当我希望从事新的活动或发展时，家人都能接受且给予支持 | □ | □ | □ |
| 4. 我很满意家人对我表达情感的方式及对我情绪的反应 | □ | □ | □ |
| 5. 我很满意家人与我共度时光的方式 | □ | □ | □ |

评价：根据合计分进行评价，0～3 分表示家庭功能严重障碍，4～6 分表示家庭功能中度障碍，7～10 分表示家庭功能良好。

3. 整理、分析评估资料，完成家庭健康状况调查表（实训表 4-3）的填写。

实训表 4-3　家庭健康状况调查表

| 内容 | 好（3） | 一般（2） | 差（1） |
|---|---|---|---|
| 结构的完整性 | | | |
| 分工的合理性 | | | |
| 家庭关系的和谐度 | | | |
| 家庭社会经济地位 | | | |
| 其他 | | | |

4. 教师对各小组的实训情况进行点评。

**【实训报告】**

学生根据实训结果、教师点评，书写实训报告。

（柴玉艳）

## 实训五　新生儿和产妇的家庭访视

【实训目的】

1. 掌握与产妇的沟通和交流技巧。

2. 熟练掌握新生儿和产妇家庭访视中的健康检查方法。

3. 学会指导母乳喂养、产褥期保健。

【实训前准备】

1. 教师准备　提供案例：初产妇，24 岁，健康状况良好，在妇幼保健院顺产 1 名正常女婴（3.9kg，身长 51cm），母婴情况良好，4d 后出院。访视包（包括新生儿体检器械和其他相关器械）、婴儿模型、人体模型等。

2. 学生准备　复习相关理论知识的基础上，分组根据具体访视任务策划访视内容，在课前进行模拟演练。

【实训学时】

2 学时。

【实训过程】

1. 模拟演练　根据案例，学生通过一观察、二询问、三检查、四宣教、五处置的方法，对新生儿和产妇进行家庭访视模拟演练。

2. 分组讨论　学生以事先分好的小组为单位，讨论和分析新生儿、产妇家庭访视的步骤和内容，并找出问题及其解决方法。

3. 老师对学生的演练情况进行点评，归纳新生儿和产妇的家庭访视步骤和主要内容。

【实训报告】

学生根据模拟演练情况、分组讨论情况、教师的点评书写实训报告。

（李　娜）

## 实训六　制订高血压病人的干预方案

【实训目的】

通过分析高血压病人的社区调查资料，加深学生对高血压病人的危险因素及社区管理的认识及理解，学会制订高血压病人的社区干预方案。

【实训前准备】

1. 教师准备　高血压病人社区调查资料，设定项目目标和准备必要的材料。

2. 学生准备　复习高血压病人健康管理相关知识，并上网查阅相关资料。

【实训学时】

2 学时。

【实训过程】

全班同学每 5～6 人分为一组，每组推选出 1 名组长，组长带领小组成员共同讨论、制订健康教育计划，教师对各小组制订的干预方案进行点评。制订步骤有：

1. 展示社区调查资料　某市某镇社区卫生服务中心在2013年5—6月对该社区35岁及以上户籍人员中随机抽取1 200人进行调查，主要是了解该社区居民对高血压的患病率、治疗率、知晓率和危险因素等情况的认知程度。经与调查人员签订知情同意书后开展调查，实际调查1 019人，其中男性403人，占39.55%，女性616人，占60.45%；最小年龄35岁，最大年龄90岁；体重指数（BMI）最小15.96kg/m$^2$，最大40.07kg/m$^2$。

调查结果显示，该社区1 019名调查对象中35岁及以上人群的高血压患病率达53.68%，明显高于2008年本社区48.00%的高血压患病率。其中患病者对自己血压的知晓率为72.21%，治疗率为58.50%，控制率为33.64%，血压正常高值患病率为24.83%。同时该社区调查对象平均每人每天食盐量为15.4g，40.8%的人觉得自己吃的饭菜口味偏咸。另外70.6%的人不知道高血压诊断标准，39.1%的人不知道血压正常值，19.2%的人从未测量过血压，11.1%的人不知道高血压的并发症及危害，6.1%的高血压病人没有采取任何降血压措施。男性的收缩压和舒张压均高于女性；收缩压随着年龄增高而上升，75岁以上人群最高；不同婚姻状况中丧偶、离婚或分居人群的收缩压明显高于未婚和已婚者；退休人群较在职人群的收缩压高；文化程度越低的人群收缩压越高；从不饮酒的人群收缩压和舒张压最低；从未吸烟的人群舒张压较低；饮食习惯以荤食为主的人群舒张压最高；有早发心血管病家族史的人群收缩压和舒张压均高；父母有高血压史的人群收缩压和舒张压均高；体型肥胖的人群收缩压和舒张压较高。

高血压危险因素分析结果显示，高年龄、高盐和高脂肪饮食、过量饮酒、吸烟、缺乏运动、肥胖等是高血压的危险因素。压力小、经常喝奶制品、吃蔬菜水果、文化程度高是血压的保护因素。

2. 教师针对高血压社区调查案例列出讨论问题，同时引导学生举一反三，学会提出问题、分析问题、解决问题。

讨论问题举例

（1）高血压有哪些危险因素？

（2）高血压病人健康管理服务内容有哪些？

（3）针对上述案例制订一份社区干预方案。

3. 以小组为单位讨论案例。

4. 组长汇总本组讨论结果并发言。

5. 各组长发言后，其他组针对发言进行提问与评价，并形成书面意见上交教师。

6. 教师点评各组讨论情况，归纳高血压病人社区干预的方法。

**【实训报告】**

根据小组讨论情况、教师点评书写实训报告。

（杨芙蓉）

## 实训七　严重精神障碍病人的随访评估

**【实训目的】**

1. 具有良好的沟通能力与团队合作意识。

2. 学会对严重精神障碍病人进行随访评估。

【实训前准备】

1. 教师准备　联系社区严重精神障碍家属，准备《严重精神障碍随访服务记录表》。

2. 学生准备　复习严重精神障碍随访评估相关理论知识。

【实训学时】

2 学时。

【实训过程】

1. 学生每 5～6 人分为一组，以小组为单位讨论随访评估的内容及注意事项。

2. 进入严重精神障碍病人家庭，进行随访评估。

3. 根据随访结果，给予病人及其家属用药指导及康复指导并确定下次随访日期。

【实训报告】

学生根据小组讨论情况、实训情况以及教师的点评，书写实训报告。

（甘海晖）

## 实训八　肺结核病人的随访评估

【实训目的】

1. 具有尊重病人，关爱病人的意识。

2. 学会对肺结核病人进行随访评估。

【实训前准备】

1. 教师准备

（1）准备社区肺结核病人案例。

（2）准备《肺结核病人随访服务记录表》。

2. 学生准备

（1）学生分组，每组 6～8 人。

（2）复习肺结核病人随访评估相关理论知识。

【实训学时】

2 学时。

【实训过程】

1. 以小组为单位，分角色扮演模拟肺结核病人随访评估。

2. 以小组为单位，讨论扮演模拟存在的问题，提出解决方法。

3. 教师对小组情景模拟、讨论发言情况进行点评。

【实训报告】

学生根据小组情景模拟情况、讨论情况以及教师的点评，书写实训报告。

（姜瑞涛）

# 实训九　食物中毒的报告与处理

【实训目的】

1. 培养预防突发公共卫生事件的意识。

2. 熟悉突发公共卫生事件的服务内容。

3. 学会突发公共卫生事件的报告与处理。

【实训前准备】

1. 教师准备　食物中毒案例。

某县某乡2010年8月7日晚间发生一起疑似食物中毒事件，截至8月8日14时30分，共有72名病人被送至县级医疗机构观察治疗，目前病人病情稳定，无死亡病例。8月7日傍晚开始，乡卫生院陆续收治不明原因腹痛、腹泻病人，卫生院立即向上级报告。接报后，县委、县政府高度重视，县长、副县长立即带领政府办公室、卫生、疾控、公安等部门人员到乡里指导救治工作，并到医院慰问病人；该县食品安全委员会组织县卫生、食品药品监督管理部门、疾控、卫生监督、县人民医院等相关单位人员于8月7日晚20时赶到乡里了解情况并接治病人。经查，病人均是参加8月7日傍晚乡下某村聚餐后，引起莫名腹痛、腹泻。县疾控中心工作人员在第一时间赶到事发现场，开展流行病学调查，同时采集相关样品送检验室进行病原学检验，并封存残余的可疑食物及原料。

2. 学生准备

（1）学生分组，每组6~8人。

（2）复习突发公共卫生事件的报告与处理相关理论知识。

【实训学时】

2学时。

【实训过程】

1. 以小组为单位，讨论、填写《突发公共卫生事件相关信息报告卡》和《突发公共卫生事件的报告与处理记录》，组长汇报。

2. 教师对各小组的汇报情况进行点评。

【实训报告】

学生根据小组讨论情况、教师点评，书写实训报告。

（许榅坚）

# 教学大纲（参考）

## 一、课程性质

社区护理是中等卫生职业教育护理专业一门重要的专业课程。本课程的主要内容包括绪论、社区护理基本工作方法、环境与健康、社区家庭护理、社区重点人群的健康管理、社区慢性病病人的健康管理、社区严重精神障碍病人的管理、社区传染病病人的健康管理、突发公共卫生事件的报告与处理。本课程的任务是坚定学生理想信念，培养学生仁爱之心，提高学生职业素养，使学生树立整体护理和服务于人群的观念，认识社区护理工作的重要意义，获得社区护理的基本理论、基本知识及基本技能，为毕业后从事社区护理工作以及专业发展打下良好的基础。本课程的先修课程包括护理学基础、健康评估、内科护理、外科护理、妇产科护理、儿科护理等；同步和后续课程包括急救护理技术、老年护理、健康教育等。

## 二、课程目标

通过本课程的学习，学生能够达到下列要求：

### （一）职业素养目标

1. 具有崇高的理想信念、深厚的家国情怀，自觉践行社会主义核心价值观。
2. 具有“敬佑生命、救死扶伤、甘于奉献、大爱无疆”的新时代卫生职业精神。
3. 具有法治意识，自觉遵守有关医疗卫生法律法规，依法实施护理任务。
4. 具有良好的职业道德，重视护理伦理，尊重护理对象的人格，保护护理对象的隐私。
5. 具有精益求精的工匠精神，在社区护理工作中做到“求真、求善、求美”。
6. 具有创新意识，提升社区护理工作效率。
7. 具有较好的护患沟通与团队合作能力。
8. 具有健康体质、健全人格、良好的心理素质和社会适应能力。

### （二）专业知识和技能目标

1. 掌握社区护理的概念、特点与主要工作任务。
2. 掌握社区健康教育的步骤、社区流行病学常用统计指标的计算、健康档案的服务内容、预防接种的服务内容。
3. 掌握影响健康的环境因素。
4. 掌握家庭对健康的影响、家庭评估的内容、社区护士在居家护理中的作用。
5. 掌握社区重点人群、慢性病病人、严重精神障碍病人、肺结核病人健康管理的服务内容。
6. 掌握突发公共卫生事件的报告与处理的服务内容。
7. 熟悉社区重点人群、慢性病病人、严重精神障碍病人、肺结核病人健康管理的服务流程。
8. 熟悉突发公共卫生事件的报告与处理的服务流程。
9. 能熟练建立健康档案、制订健康教育计划。
10. 能熟练开展新生儿和产妇的家庭访视。

## 三、学时安排

| 教学内容 | 学时 | | |
|---|---|---|---|
| | 理论 | 实践 | 合计 |
| 一、绪论 | 2 | | 2 |
| 二、社区护理基本工作方法 | 8 | 4 | 12 |
| 三、环境与健康 | 4 | 2 | 6 |
| 四、社区家庭护理 | 4 | 2 | 6 |
| 五、社区重点人群的健康管理 | 6 | 2 | 8 |
| 六、社区慢性病病人的健康管理 | 6 | 2 | 8 |
| 七、社区严重精神障碍病人的管理 | 2 | 2 | 4 |
| 八、社区传染病病人的健康管理 | 2 | 2 | 4 |
| 九、突发公共卫生事件的报告与处理 | 2 | 2 | 4 |
| 合计 | 36 | 18 | 54 |

## 四、课程内容和要求

| 单元 | 教学内容 | 教学要求 | 教学活动参考 | 参考学时 | |
|---|---|---|---|---|---|
| | | | | 理论 | 实践 |
| 一、绪论 | （一）社区<br>1. 社区的概念<br>2. 社区的基本构成要素<br>3. 社区的功能<br>（二）社区卫生服务<br>1. 社区卫生服务的概念<br>2. 社区卫生服务的特点<br>3. 社区卫生服务机构的服务功能<br>4. 社区卫生服务的服务内容<br>5. 社区卫生服务的服务对象<br>6. 我国社区卫生服务的发展<br>（三）社区护理<br>1. 社区护理概述<br>2. 社区护理的发展过程<br>3. 社区护士的角色<br>4. 社区护士的能力要求 | <br>掌握<br>熟悉<br>了解<br><br>了解<br>了解<br>熟悉<br>熟悉<br>熟悉<br>了解<br><br>熟悉<br>了解<br>熟悉<br>熟悉 | 理论讲授<br>多媒体演示 | 2 | |
| 二、社区护理基本工作方法 | （一）社区护理程序<br>1. 社区护理评估 | <br>掌握 | 理论讲授<br>多媒体演示 | 8 | 4 |

续表

| 单元 | 教学内容 | 教学要求 | 教学活动参考 | 参考学时 | |
|---|---|---|---|---|---|
| | | | | 理论 | 实践 |
| 二、社区护理基本工作方法 | 2. 社区护理诊断 | 了解 | | | |
| | 3. 社区护理计划 | 熟悉 | | | |
| | 4. 实施社区护理计划 | 熟悉 | | | |
| | 5. 社区护理评价 | 了解 | | | |
| | （二）社区健康教育 | | | | |
| | 1. 健康概述 | 熟悉 | | | |
| | 2. 社区健康教育概述 | 熟悉 | | | |
| | 3. 社区健康教育的步骤 | 掌握 | | | |
| | （三）居民健康档案管理 | | | | |
| | 1. 建立居民健康档案的目的 | 了解 | | | |
| | 2. 居民健康档案的种类与内容 | 掌握 | | | |
| | 3. 居民健康档案管理服务内容 | 熟悉 | | | |
| | 4. 居民健康档案管理服务要求 | 了解 | | | |
| | 5. 居民健康档案管理服务工作指标 | 了解 | | | |
| | （四）流行病学研究方法与常用指标 | | | | |
| | 1. 流行病学概述 | 了解 | | | |
| | 2. 流行病学研究方法 | 了解 | | | |
| | 3. 常用指标 | 掌握 | | | |
| | （五）预防接种 | | | | |
| | 1. 预防接种概述 | 了解 | | | |
| | 2. 预防接种服务内容 | 掌握 | | | |
| | 3. 预防接种服务要求 | 熟悉 | | | |
| | 4. 预防接种工作指标 | 了解 | | | |
| | 实训 1　制订控烟社区健康教育计划 | 学会 | | | 2 |
| | 实训 2　建立居民健康档案 | 学会 | | | 2 |
| 三、环境与健康 | （一）环境概述 | | 理论讲授<br>多媒体演示 | 4 | 2 |
| | 1. 环境的概念 | 掌握 | | | |
| | 2. 人类与环境的关系 | 熟悉 | | | |
| | （二）自然环境与健康 | | | | |
| | 1. 原生环境与健康 | 了解 | | | |
| | 2. 次生环境与健康 | 掌握 | | | |

续表

| 单元 | 教学内容 | 教学要求 | 教学活动参考 | 参考学时 | |
|---|---|---|---|---|---|
| | | | | 理论 | 实践 |
| 三、环境与健康 | （三）社会环境与健康 | | | | |
| | 1. 社会因素与健康 | 了解 | | | |
| | 2. 社会心理因素与健康 | 熟悉 | | | |
| | 3. 行为和生活方式与健康 | 掌握 | | | |
| | 4. 卫生服务与健康 | 了解 | | | |
| | 实训3　环境污染案例讨论 | 学会 | 小组讨论 | | 2 |
| 四、社区家庭护理 | （一）家庭概述 | | 多媒体演示<br>情景教学<br>角色扮演 | 4 | 2 |
| | 1. 家庭的概念 | 了解 | | | |
| | 2. 家庭的类型 | 熟悉 | | | |
| | 3. 家庭功能与结构 | 熟悉 | | | |
| | 4. 家庭资源与家庭危机 | 了解 | | | |
| | 5. 家庭生活周期 | 熟悉 | | | |
| | 6. 家庭对健康的影响 | 掌握 | | | |
| | （二）家庭健康评估 | | | | |
| | 1. 评估内容 | 掌握 | | | |
| | 2. 评估工具 | 熟悉 | | | |
| | （三）家庭访视 | | | | |
| | 1. 家庭访视的概念 | 了解 | | | |
| | 2. 家庭访视的程序 | 掌握 | | | |
| | 3. 家庭访视的注意事项 | 熟悉 | | | |
| | （四）居家护理 | | | | |
| | 1. 居家护理概述 | 了解 | | | |
| | 2. 居家护理的目的与特点 | 熟悉 | | | |
| | 3. 社区护士在居家护理中的作用 | 掌握 | | | |
| | 实训4　家庭健康评估 | 学会 | | | 2 |
| 五、社区重点人群的健康管理 | （一）儿童的健康管理 | | 小组讨论<br>理论讲授<br>多媒体演示<br>情景教学<br>案例分析 | 6 | 2 |
| | 1. 儿童期的特点 | 了解 | | | |
| | 2. 常见健康问题 | 熟悉 | | | |
| | 3. 健康管理服务内容 | 掌握 | | | |
| | 4. 健康管理服务要求 | 了解 | | | |
| | 5. 健康管理工作指标 | 了解 | | | |

续表

| 单元 | 教学内容 | 教学要求 | 教学活动参考 | 参考学时 | |
|---|---|---|---|---|---|
| | | | | 理论 | 实践 |
| 五、社区重点人群的健康管理 | （二）孕产妇的健康管理 | | | | |
| | 1. 孕期妇女特点与常见健康问题 | 熟悉 | | | |
| | 2. 产后期妇女的特点与常见健康问题 | 熟悉 | | | |
| | 3. 健康管理服务内容 | 掌握 | | | |
| | 4. 健康管理服务要求 | 了解 | | | |
| | 5. 健康管理工作指标 | 了解 | | | |
| | （三）老年人的健康管理 | | | | |
| | 1. 基本概念 | 了解 | | | |
| | 2. 老年期的特点与常见健康问题 | 熟悉 | | | |
| | 3. 健康管理服务内容 | 掌握 | | | |
| | 4. 健康管理服务要求 | 了解 | | | |
| | 5. 健康管理工作指标 | 了解 | | | |
| | 实训5　新生儿和产妇的家庭访视 | 学会 | | | 2 |
| 六、社区慢性病病人的健康管理 | （一）慢性病概述 | | 理论讲授<br>多媒体演示<br>情景教学<br>案例分析 | 6 | 2 |
| | 1. 慢性病的概念与特征 | 了解 | | | |
| | 2. 慢性病的危险因素 | 熟悉 | | | |
| | 3. 慢性病的管理原则 | 掌握 | | | |
| | （二）高血压病人的健康管理 | | | | |
| | 1. 高血压概述 | 了解 | | | |
| | 2. 健康管理服务内容 | 掌握 | | | |
| | 3. 健康管理服务要求 | 了解 | | | |
| | 4. 健康管理工作指标 | 了解 | | | |
| | （三）2型糖尿病病人的健康管理 | | | | |
| | 1. 糖尿病概述 | 了解 | | | |
| | 2. 健康管理服务内容 | 掌握 | | | |
| | 3. 健康管理服务要求 | 了解 | | | |
| | 4. 健康管理工作指标 | 了解 | | | |
| | 实训6　制订高血压病人的干预方案 | 学会 | | | 2 |
| 七、社区严重精神障碍病人的管理 | （一）精神障碍概述 | | 理论讲授<br>多媒体演示 | 2 | 2 |
| | 1. 基本概念 | 了解 | | | |
| | 2. 精神障碍病人的危险评估 | 了解 | | | |
| | 3. 社区精神障碍病人的特点与护理特点 | 熟悉 | | | |

续表

| 单元 | 教学内容 | 教学要求 | 教学活动参考 | 参考学时 | |
|---|---|---|---|---|---|
| | | | | 理论 | 实践 |
| 七、社区严重精神障碍病人的管理 | 4. 居家精神障碍病人意外事件的预防与处理原则 | 掌握 | | | |
| | （二）严重精神障碍病人的管理 | | | | |
| | 1. 健康管理服务对象 | 熟悉 | | | |
| | 2. 健康管理服务内容 | 掌握 | | | |
| | 3. 健康管理服务要求与工作指标 | 了解 | | | |
| | 实训 7　严重精神障碍病人的随访评估 | 学会 | | | 2 |
| 八、社区传染病病人的健康管理 | （一）传染病概述 | | 理论讲授<br>多媒体演示 | 2 | 2 |
| | 1. 传染病的概念 | 了解 | | | |
| | 2. 传染病的流行过程与影响因素 | 熟悉 | | | |
| | 3. 传染病的分类与报告 | 掌握 | | | |
| | 4. 传染病的防治 | 掌握 | | | |
| | （二）肺结核病人的健康管理 | | | | |
| | 1. 肺结核概述 | 了解 | | | |
| | 2. 健康管理服务内容 | 掌握 | | | |
| | 3. 健康管理服务要求 | 了解 | | | |
| | 4. 健康管理工作指标 | 了解 | | | |
| | 实训 8　肺结核病人的随访评估 | 学会 | | | 2 |
| 九、突发公共卫生事件的报告与处理 | （一）突发公共卫生事件概述 | | 理论讲授<br>多媒体演示 | 2 | 2 |
| | 1. 突发公共卫生事件的概念 | 了解 | | | |
| | 2. 突发公共卫生事件的特征 | 熟悉 | | | |
| | 3. 突发公共卫生事件的分级 | 熟悉 | | | |
| | 4. 突发公共卫生事件的危害 | 了解 | | | |
| | （二）突发公共卫生事件的报告与处理 | | | | |
| | 1. 服务内容 | 掌握 | | | |
| | 2. 服务要求与工作指标 | 了解 | | | |
| | 实训 9　食物中毒的报告与处理 | 学会 | | | 2 |

## 五、说明

### （一）教学安排

本教学大纲供中等卫生职业教育护理专业社区护理教学使用，第 4 学期开设，总学时 54 学时，其中理论教学 36 学时，实践教学 18 学时。学分为 3 学分。

### （二）教学要求

1. 本课程对理论部分教学要求分为掌握、熟悉、了解3个层次。掌握，指对基本知识、基本理论有较深刻的认识，并能综合、灵活的运用所学的知识解决实际问题。熟悉，指能够领会概念、原理的基本含义，解释护理现象。了解，指对基本知识、基本理论能有一定的认识，能够记忆所学的知识要点。

2. 本课程重点突出以岗位胜任力为导向的教学理念，在实践技能方面分为熟练掌握和学会两个层次。熟练掌握，指能独立、规范的解决社区护理问题，完成社区护理操作。学会，指在教师的指导下能初步实施社区护理操作。

### （三）教学建议

1. 本课程依据社区护理岗位的工作任务、职业能力要求，强化理论实践一体化，突出“做中教、做中学”的职业教育特色，根据培养目标、教学内容和学生的学习特点以及职业资格考试要求，提倡项目教学、案例教学、任务教学、角色扮演、情景教学等方法，利用校内外实训基地，将学生的自主学习、合作学习和教师引导教学等教学组织形式有机结合。

2. 教学过程中，可通过检测、观察记录、技能考核和理论考试等多种形式对学生的职业素养、专业知识和技能进行综合考评。应体现评价主体的多元化，评价过程的多元化，评价方式的多元化。评价内容不仅关注学生对知识的理解和技能的掌握，更要关注学生在社区护理实践中运用与解决实际问题的能力水平，重视社区护士职业素质的形成。

# 参考文献

[1] 姜瑞涛,徐国辉 . 社区护理 [M]. 3 版 . 北京:人民卫生出版社,2015.
[2] 顾丽青 . 母婴保健 [M]. 北京:人民卫生出版社,2015.
[3] 朱秀敏 . 社区护理 [M]. 北京:人民卫生出版社,2017.
[4] 李春玉,姜丽萍 . 社区护理学 [M]. 4 版 . 北京:人民卫生出版社,2017.
[5] 宋志宇,田洁 . 儿科护理 [M]. 北京:人民卫生出版社,2018.
[6] 刘哲宁 . 精神科护理学 [M]. 3 版 . 北京:人民卫生出版社,2018.
[7] 徐国辉,左凤林,张金梅 . 社区护理学 [M]. 4 版 . 北京:人民卫生出版社,2019.
[8] 张中平,郭永洪 . 社区护理 [M]. 北京:人民卫生出版社,2019.